増補改訂版

中村天風の教え

9割の人は病院に行かなくてもいい

君子医者に近寄らず

松本光正［著］
サン松本クリニック院長

あっぷる出版社

改訂版序文

本書の初版が発行されたのは２０１７年です。

この間、新型コロナに医療界も国民も翻弄されました。有識者、知識人といわれる方々も、医師仲間も振り回されました。国民もおののきました。

法律でもないのに、日本中でほとんどの人がマスクをしました。マスクをしたもの同士で移したり移されたりしているのに、です。

そのところを国民も医師も考えようとしませんでした。老衰だろうがみんなコロナ死にしてしまい、死亡者の水増しがおこりました。

パンデミックというほどでもない軽微な流行を、パンデミックだと騒ぎました。

ＰＣＲがどんなものかも知らずにＰＣＲを崇め奉りました。

まるで、仕組まれたようにワクチンが登場しました。

おかしな言い方ですが、この状況をみて、私には書きたいことが、たくさんできました。

これからも同じように、新しい伝染病が出てこないとは限りません。そのためにもマイナス思考をプラス思考にし、正しい医学を学んでいただきたいと心から思いました。そこで、初版には書かなかったことも大幅に追加し、増補改訂版として出版させていただくことになりました。

お気づきの方も多いかと思いますが、このコロナ騒ぎには大きなからくりがあります。この改訂版ではとくに、医療とはなんなのかを考えることも含め、心をプラス思考にするための中村天風の教えの核心部分を追加しました。これは私にとっても革新的な試みです。より具体的に天風の教えが理解できるようになったのではないかと思っています。

2023年4月　松本光正

はじめに

みなさんは、中村天風という人をご存知でしょうか？　ご存じない方も大勢おられると思います。しかしこの方は知る人ぞ知るとてもすごい方です。たとえば、上場一部会社の社長さんの書棚には必ずこの人の著書があると言われています。経営の指南書というだけではなく、人生の指南書でもあります。

各界の多くの著名人がこの人を師と仰ぎました。政界では原敬、経済界では稲盛和夫、松下幸之助、宗教界では生き仏ともいわれた鶴見総持寺の管長石川素童、芸術では蒔絵の人間国宝松田権六、長崎原爆平和像の北村西望。スポーツ界では野球の広岡達郎、横綱鏡里や双葉山。たくさんおられます。その他東洋のネルソンともいわれた東郷元帥、宇野千代、ロックフェラー三世。昭和天皇の御前講演もされています。「知る人ぞ知る」傑物なのです。

天風先生は人間とはなにか、幸福とは、プラス思考とは、心とは、生きるとは、命とはといったことを我々にお話しくださいました。

話されたのは、人間に関する総合哲学です。総合哲学ですから、健康に関するお話しもたくさん含まれています。心と身体を一体化して初めて真の健康が生まれると説かれました。それが心身統一法です。

そして、心はこういうふうに養う、身体はこう鍛える、食べ物はこうだ、運動はこうだと、健康で長生きできる方法を説かれ、ご自身も95歳の長寿を全うされました。1968（昭和43）年当時、100歳超の長寿者はわずか500人の時代です。95歳での老衰死はとても見事です。ちなみに2022（令和4）年では100歳以上の人は9万人を越えています）

ところで、天風先生は、世間では92歳没とされていることが多いようですが、私の調べでは明治7年5月生まれ、昭和43年12月1日死亡ですので95歳没です。

私は天風先生に高校2年生の時に出逢い、直接ご講演を聴き、間近で色々教えて頂きました。天風先生の教えが、私の医師という仕事に大きく役立っています。そこで、天風先生の健康・医療に関わるお考えを、この本を通してわかりやすく解説してみたいと思います。きっとみなさんにもお役にたつと思います。

日本中の病医院、内科でも外科でも、皮膚科でも、眼科、耳鼻科でも多くの待合室には患者さんが溢れています。しかし私に言わせれば、その90%は受診しなくてもよい患者さんなのです。では何故、皆さん受診するのでしょうか？

それには三つの原因があります。

一つは　**マイナス思考**です。健康を損ねたらどうしよう、死んだらどうしようという不安、不安、不安一杯のマイナス思考です。その　マイナス思考が、行かなくてもよい病医院に行く大きな原因です。

そして、医師がその患者の不安をなお一層煽るところにも原因があります。患者さんだけではなく、多くの医師も、マイナス思考に囚われているのです。

そして、製薬メーカーです。製薬メーカーが健康への不安をあおる元凶になっています。国民がまんまとそれに引っかかっているのです。

二つ目は**正しい医学知識がない**からです。血圧は高いのが悪い、高血圧は高血圧「症」とつく立派な病です、だから薬を飲んで下げましょう、コレステロールも高いのが悪い、薬を飲んで下げましょう、癌は早期発見早期治療が正しい、インフルエンザは風邪ではないから予防注射をしましょう等々、枚挙にいとまがありません。

患者さんのほうも正しい医学知識がありませんが、医師も（「も」というより医師「が」）正しい知識を持っていないから、健康人を患者さんにしたてて自院に呼び込んでいます。

三つ目は、**人間も生物《せいぶつ》だという考えがない**からです。人間も立派に生物、生き物です。ミミズや蛙と同じ生物です、猫やライオンと同じ生物の仲間です。雄と雌がいて、尿もするし、大便もする。血も流れているし、胃もあるし、肺も、心臓も、みーんな同じです、人間だけが生物として特殊ではありません。人間も普通の生物、生物の一種だというとらえ方がないから、生物として本来持っている自然治癒力を忘れ、平気で化学薬品（薬）を飲みます、平気で合成の食品添加物を口にします。

生物には自然治癒力があり、少々のものなら身体は治してしまいます。もちろん生物ですから、歳をとって最後は必ず死にます。でも、生物は死にたくないのです。死にたくないから身体は命を守ろうとするのです。この力が自然治癒力です。

この自然治癒力が立派に身体に備わっていることを患者も医師もすっかり忘れています。熱も咳も鼻水も下痢も嘔吐も、すべて命を守るための自然治癒力という道具であることを知りません。だから、熱や咳や鼻水や嘔吐、下痢などの苦しい症状が「いけないこと」だと思い込んで、それを取り除こうとして病医院にかかります。かかったほうが命によいと思っています、医師もそう思っています。なぜ熱が出るのか、咳が出るのか、そんなことは考えません、血圧はなぜ上がるのか、考えようとしません。

考えようとしないから、薬、薬の世の中になっているのです。

この本では、

・生物である人間には自然治癒力が備わっている

・正しい医学知識を持つ

・マイナス思考に陥らない

この三つの要因を中心にお話しを進めていきます。

医療費は高いですね。その高い医療費を、あたりまえのこと、必要なこと、と思っている方が大勢おられますが、私から見ると、とても無駄なことだと思っています。

皆さんが医療や健康に対して思い込んでいること、常識だと思っていることを、少しずつ変えていきませんか、ということです。マイナス思考をプラス思考に替えて、正しい医学知識がないならないなりに勉強して、正しい医学知識を持って、人間という生物の正しい生き方を学んでみてください。

そうすると医療費の大幅な節約になります。ビクビクした生き方をしなくなり、ゆったりと楽しい人生を送ることができますよ。

中村天風

明治七年（1874年5月）東京で生まれる。

二八歳の時に軍事探偵として満州に渡る。帰国後、当時死の病といわれた奔馬性結核を発病。救いの道を求め、アメリカに密航。コロンビア大学医学部に入学し、耳鼻科と基礎医学を学び、医学博士号を取得する。さらにヨーロッパ各地を遍歴し、1909年に日本への帰途につくも、インドのヨーガ行者、カリアッパ師と出合い、その弟子となる。ヒマラヤ山麓で1年3カ月の修行を行なう。日本に戻ってからは実業界で大成功を収めるものの、1919年、思うところあって一切の社会的身分、財産を処分。おにぎり一つを身につけて辻説法をはじめる。その言葉は、政財界を含め数多くの人たちに多大な影響を与えた。　昭和四三年（1968年12月3日）没。享年九五歳。

天風先生についてもっと学びたい方は左記にご連絡下さい

公益財団法人天風会　東京都文京区大塚5丁目40－8

TEL　03－3943－1601

また、私の別の著書でも、天風の教えについて詳しく書いています。よろしければこちらもご参照下さい。

「強い人生をつくる　中村天風の言葉」（あっぷる出版社）

「最晩年の弟子が語る　新説中村天風の歴史」（河出書房新社）

もくじ

目次

おわりに

◎この本は私が日本全国あちこちで行なっている講演『笑いと健康－プラス思考で医療を考えましょう』を基に書いています。天風哲学と医学の難しい話をわかりやすく、たくさん笑っていただくことを心がけてお話しています。ご興味のある方は、私の講演にもぜひお越しください。

講演では、次のキーワードを中心にお話しています。この本を読む際の参考にもなると思いますので、掲載しておきます。

笑う門には福来たる　笑いは医薬品を越える万能薬

消極観念を捨てる　取り越し苦労厳禁、悔恨厳禁

心が川上　肉体を支配しているのは心

年相応　年齢による変化は病気ではない

今が最良　あなたの身体がしていることはすべて命を守るため

知らぬが仏　知らなきゃ安心

君子医者に近寄らず　よほどのことがない限り医者にはかからない

科学で考える　それはほんとうに科学なのか？　自分の頭で考える

病は気から　バカは風邪をひかない、という言葉の意味

医薬品病の蔓延　飲まなくてもよい薬を飲まされている

理想体重　ＢＭＩ（１６０㎝ならば１・６ｍ×１・６ｍ×22＝kg）。高血圧、糖尿、高コレステロール、膝痛にいちばんいいのは体重を減らすこと

健康診断　健診した人のほうが短命。心配→薬→手術→死

癌　癌は全身病。手術はしない

運動　とにかく動くこと。立位をとる。座らない

食べ物　食べ物に科学はない。ただし、いただきますごちそうさまと感謝して、よくかんで食べる

プラス思考　１日百笑い。とにかく笑う。嘘でも笑う

言葉に注意

薬を捨てよう

暑いの寒いの、痛いのダメだの参っただのの言葉を発しない

そして医者に近づかないようにしよう

第1章　中村天風の教え　君子医者に近寄らず

皆さんはじめまして。松本光正です。１９６９年に大学を卒業してからこれまで、内科医として、ずっと患者さんと関わってきました。そうこうしているうちに、かつてはふさふさだった私の頭も、今やこの通りです。

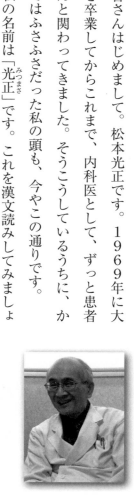

私の名前は「光正《みつまさ》」です。これを漢文読みしてみましょう。光と正の間にレ点をつけると、「正に光る」となります。私の頭がこうなったのは人生の途中からですが、「名は体を表す」という言葉を自分の体で実感しております。この本をお読みの方の中にも、私と同じような方が何人もおられることでしょう。

私は医師になって54年になりますが、この二十数年、他の医師と違ったことをしゃべるようになりました。これまで医師としてずっと生きてきて、風邪をひいたという患者には薬を出し、血圧が高ければ薬を出し、癌になったら切りましょう。そういった「ふつうの」医師がやるようなことを続けてきました。

けれども、それまで常識だと思い込んでいたことが、どうも違うんじゃないか、そう思うようになって、いろいろと勉強するようになりました。この本をお読みの皆さんの常識とは違うかもしれません。もしかすると、耳障りに思う方もいらっしゃるかもしれません。なんにでも必ず反対の意見があるように、医学にも、常識とされるものとは逆の意見というものがあります。「こういう意見もありますよ」ということを、まずは知って欲しいと思うんです。

この本では、病（やまい）について、医療について、とにかくわかりやすく説いていきます。もちろん天風哲学を中心にしてです。これから私がする話は、天風先生の健康論、医療観そのものです。それともう一つ、病（やまい）と医療について、プラス思考で、皆さんも一緒に考えていきましょう。

９割の人は病院に行かなくてもいい

私は毎日、外来診療をやっています。ところが、私のところにやってくる患者さんの９割は、来なくていい人なんです。これはなにも私のところだけの話ではありません。日本中の病院やクリニックでもそうです。外来に来られる患者さんの9割は、もともと来なくていい人たちなんです。なのに、毎日毎日、患者さんはやってきます。来なくていいはずなのになぜ皆さん来られるのか？　まずはここから考えていきたいと思います。

ほんとうは来なくてもいい患者さんがなぜ病院に来られるのか？　その理由の一つは、病気や症状そのものではありません。マイナス思考です。消極観念です。不安に煽られているからです。「病気になったらどうしよう」「死んだらどうしよう」。そんな心配をしている人は多いですね。とりあえず病院に行けばなんとかなるんじゃないかと思ってやってこられるわけです。加えて、そういう人たちの不安をさらに煽ろうとする人たちがいます。製薬メーカーや医療機関などですね。こういうところが、人々の不安を盛んに煽っています。皆さんはそれにまんまとのせられてしまっているんです。

ではなぜ、まんまとのせられてしまうのか？

一つには、正しい医学知識を知らないからです。これは、患者さんだけの問題ではありません。実は「医師も」というか、「医師が」知らないんです。皆さんは、医師がなんでもわかっているなんて思い込んではいませんか？　それが実は間違っているんですね。私も、自分自身の経験からほんとうにそう思うんです。医師のほうだって、全部が全部、正しい知識で治療しているわけじゃないんです。

世の中には、「健康でいたい！」という人が多いですね。だから「予防医学」がうるさく言われます。予防医学は大切ですよ。病気になるから病院に行くわけで、病気にならなければいいわけです。だったら、そもそも病気にさせなければいいという理屈ですね。医師の本来の目的は病を「治療」することにはないはずです。本来の目的は「人をして病にかからせない」予防にあるはずです。

これはお坊さんの目的が「葬式」の主催者ではないことと同じです。俗世の人に、自分が悟ったことを教えるのが本来の目的のはずです。しかしそれが今は逆転しています。医師も同じです、治療が目的になっていて、予防が忘れられています。

ところで皆さんは、予防医学というとなにを想像しますか？　真っ先に出てくるのが、健康診断です。年に1回とか、公費でやったり会社でやったり、人間ドック、いろいろありますね。他には、予防注射もあります。アレを食べたらいいコレを食べたらいい、早期発見早期治療、いろいろありますけれども、特にこの「健康診断」は、ほんとうに予防医学になっているのかな？　と思います。

健康診断というのは、患者を作り出し、その患者さんをなんとか自分のところに呼ぼう呼ぼうとしている、医療機関側の一つの戦略なんですね。これを私は、「呼ぼう医学」と呼んでいます。

健康診断がないと、町の病院というのはなかなかやっていけません。健康診断をやるかやらないかで、経営的には大きな差が出てくるんです。もう一つには、健康診断をすることによって、それまで健康だった人に、なにか見つけることができる。数値的な「異常」でもなんでもいい。そうすれば病人・患者が生まれます。

医療機関にとっては、健康診断とは病人を作るためのいい機会なんですね。それもなるべくたくさん病人を作ったほうが、都合がいいわけです。「血圧が高い」ということで血圧の薬をはじめると、そこには「高血圧症」が生まれます。「コレステロール値が高い」となれば「高脂血症」が生まれる。「骨量が減っている」となれば「骨粗鬆症」患者の誕生です。

とくに自覚症状もなく日常生活にも問題ない、それまで健康だった人が、健康診断に行ったばっかりに、「症」という言葉をつけられ、いきなり病人にされるわけです。

無駄な薬と治療が医療費を食い尽くす

医療費は高いですよね。保険にしても3割負担の人もいれば2割負担、中には1割負担の人もいます。でもどっちにしても、医療費って高いです。けれども、多くの人が、ちょっと贅沢なものを食べるのを我慢しても、旅行先の宿をちょっと安いところにかえても、医療費だけはとっておこうとするんですね。

これが私は、とっても無駄だと思うんですよ。医療費なんて、そんなところにお金を使わないで、もっとおいしいものを食べたり、もっといい旅行をすればいいじゃないかと思うんです。

私は、日本全国あちこちに講演に行きます。どの市町村にいっても、国民健康保険は赤字です。なんで赤字かというと、健康診断をはじめ、薬品メーカーや医療機関に煽られた患者さんがいっぱいやってきて、その患者さんを医師が食い物にする、という構図ができているからです。

たとえば、レントゲンをありがたがる患者さんは多いですね。過剰な検査をしてもらってありがとう、山ほど薬をもらってありがとう。本来ありがとうという場面ではないのにありがとうと言います。レントゲン検査を何回も受けて、放射線を浴びる影響を考えない。ほんとうにその薬がいいのか悪いのか、効くのか効かないのか、そこは考えない。こういった無駄な検査や余計な薬が、保険の点数を食ってしまうんです。

風邪の症状で病院に来られる患者さんが、抗生剤を欲しいと言えば、医師は出してしまう。風邪はウイルスなので、細菌のための薬である抗生剤は効きません。こんなことはもう多くの人が知っていると思うんだけれども、患者さんが欲しがるだけでなく、医師も率先して出してしまう。

これは、医師の保身もあるんです。実は、医師が「風邪ですね」と患者さんに言うのはとても難しいことなんです。というのも、熱や咳の原因が風邪なのかどうか、必ずしもはっきりしない。もしかしたら、別の原因かもしれない。医師の立場としては、余計なことだとは知りつつも、抗生剤を出したりいろんな検査をしたり、「やるだけのことはやってますよ」という、予防線を張っている側面もあるんです。

私のところでは、あまり薬を出さないし検査もすすめないんだけれども、それでも薬を出すときは、「飲む飲まないはあなたの判断ですよ」と予防線を張っておくこともあります。でも、「風邪はウイルスなので抗生剤には意味がありませんよ」と丁寧に説明していくと、たいてい患者さんのほうも納得してくれます。

最近では、私が言わなくても患者さんのほうが勉強してこられていることも増えていますね。患者さんの意識が少しずつ変わってきているのも確かです。これは大事なことです。患者さんの意識が変われば医師のほうも変わりますから。

健康が一番命は二番

「健康が一番」。よく言いますね。これはほんとうにそうです。

健康が一番です。お金や名誉や地位なんてのは、論外ですね。ただ、お金の話でいえば、もしこの本を読んで「なるほどそうだ」と思って、そして実行していただければ、これからの一生の間に１００万円も２００万円も得します。

いくらお金があっても、寝たきりじゃ使いようがないですからね。私なんかでも往診にいくと、５年10年、長い人で20年寝たきり、オムツを当てられたまま生きてます、という人はいっぱいいます。「健康で長生き」これが一番です。自分の足で歩いてトイレに行ける、お風呂にも入れる、自分の手でごはんも食べられる、これが「健康」です。「命あってのものだね」という言葉もあるくらいだから、もちろん命は大事なんだけれども、皆さんぜひ、「健康で長生き」を目指してもらいたいと思います。

健康で長生きをするためにはどうすればいいか。ここからは、いくつかのキーワードにそって話をしていきます。

笑う門には福来たる（心が肉体を支配している）

私は、健康、病の話をするとき、まず最初に、プラス思考で医療を考えよう、と説いています。プラス思考の最たるものはなにかというと、平常心です。

「晴れて良し　曇りても良し　富士の山」
「湯上がりの　心を欲しや　常日頃」

この二つの歌は平常心を詠んだものです。平常心が一番のプラス思考、積極心です。でも、いつでもなにがあっても積極心でいることはとても難しいことです。でも笑うことは、常日頃心がけることでできるようになります。笑いもプラス思考です、積極心です。感謝、感激、感動といったものもそうです。天風先生はそう説きました。

「笑う門には福来たる」という言葉をもう一度よく思い出していただきたいんです

ね。これはどういう意味なのか？　どうしてこういう言葉ができたのか？　ということです。

笑っている人は、健康で長生きしています。つまり病気がない。会社もうまくいっているし、人間関係もうまくいきます。「笑う門には福来たる」。これは先人の経験則から生まれた言葉だと思いますが、今はかなり科学で解明されてきたように思います。なので私は、この言葉を医療にも応用して、最初のキーワードとしてお話していきます。

肉体を支配しているのは心です。心が川上で、川下に肉体があるんですね。心と肉体を結んでいるのが、自律神経です。交感神経と副交感神経が肉体に命令を与えている。だから、「いつも明るく朗らかニコニコ正直親切愉快に笑っていれば病気になりませんよ」、というのが科学です。この本を読み終えて、書いてあることを全部覚えているなんて人はなかなかいないでしょう。ただ、これだけ覚えていただければいいんです。「笑っていればいい」。病への不安に対しては、これで十分なんですね。

たとえば人の話を聞いていて、まわりが笑っているのに自分だけ乗り遅れたりして笑うタイミングがずれたりしても、とりあえず笑ったほうがいいですね。嘘笑いでもいいんですよ。皆さん、おかしいから笑うと思ってるでしょう。違うんです。おかしくなくても笑う。これです。これは私だけが言ってるんじゃない。テレビでおなじみの脳神経学者の先生も言ってますからね。脳は騙されるんです。ウソ笑いを本当の笑いと思ってしまうのです。だから嘘笑いでもいいからとにかく笑っていこう、ということなんです。

歳（年齢を受け入れる。年齢による変化は「症」ではない）

私は80代になりますが、この本をお読みの方の中には、近い年齢の方もおられるでしょう。若い方だって必ず老います。だからこそこの話をしなければなりません。「歳（トシ）」です。一番理解しておかなければいけないのは、ここなんです。年齢、歳を受け入れるということ、歳を理解するということです。

ところが、これがなかなかできないんですね、皆さん。病院やクリニックに来られる人の6割から7割は、「歳・年齢で起こる加齢現象」で来られるんです。歳（トシ）・加齢現象は病気じゃない。逆に、歳や加齢現象で病院に来てもしょうがないんですよ。だって歳なんですから。

たとえば、手の血管。ご自分の手の甲をみてください。歳をとるとだんだん手の甲に血管が浮いてきますよね。もこもこってなってるでしょう。これ、二十歳の時に浮いてましたか？　子どもの手なんて血管なんてみえなくてぷくぷくしている。ところが40歳も過ぎて50、60歳となってくると、だんだん血管が浮いてくる。ほとんどみんなそうです。足の甲にだって浮いてますよ。お風呂入るときにでも見てみるといいです。

じゃあ、なんで血管が浮くのか。これは、手の中心部を流れる静脈や動脈が硬化を起こしてだんだん狭くなってきたので、外側の細い血管まで使って血液を流そうとしている状態なんです。これはそもそも修理がきかないことです。治らないんです。元に戻らないんです。年齢で起こっていることなんです。これをわかっておかないと、体の中に起こる変化が理解できないままになります。

ところが、私の外来にもやってこられるんですね。80歳を過ぎた人で、「先生、私、動脈硬化になってないですかね」なんて。80ですよ？　全身動脈硬化ですよ。動脈硬化が服着て歩いてるようなもんですよ。だけれども、「自分には動脈硬化はない」と思っているからそんなこと聞いてくる。「歳」ということがわかっていないんですね。で、その人に対して、私もあんまり「トシですよ」なんていう言葉は使いたくないいんだけれども、そう言わないとわかってもらえないときには、「ああ、もうお歳ですね」と言いますよ。そうすると今度は、「先生、なにか薬はありませんか？」とくるわけです。加齢を止める薬？　そんなものがある、わけがないんです。

いつも話すことですが、私の頭の、髪の毛ね。私も今となっては光り輝いていますが、かつてははらりと前髪なんかたらしたりして、「アラン・ドロンの松本です」ぐらいの自己紹介はしていました。それが今となっては、「反射鏡の松本です」と言わなければならなくなりました。

頭の両脇にわずかながら残っているものも、ほとんど白くなっています。毛根のところにあった黒い毛髪をつくるメラニン色素が、だんだん歳をとるうちになくなってきちゃったもんだから、髪の毛が白くなった。これ、元に戻るかといったら戻りませんよ。そんなことは誰でも知ってます。髪の毛が白くなったのを黒く戻す医学なんてものはないんです。まあ、iPS細胞とかそういったものの研究の中でもしかしたらあるかもしれないんだけれども、基本的に、なくなった髪の毛を生やしたり、白髪を黒くする薬なんて開発されていないんです。今の医学では、髪の毛1本、白いものを黒くは戻せないんです。

ましてや私のように、こうなってしまったものは、いまさら1本も生えてこないですよ。それなのに、なにか病院に行ったら白いのを黒くする薬があるかのように思っている人が多いんです。

白髪1本黒くすることはできない。これがすとんと胸に落ちていると、病院になんかそもそも来ないと思うんですね。それがなかなかわからないから、相変わらず病院に行けばどうにかなるんじゃないかと思って、みなさん来られるんです。

たとえば夜、おしっこに起きる。歳をとってくると、だいたい60歳ぐらいからはじまるんだけれども、夜中に1回は起きます。ひどい人になってくると、一晩に2回3回4回5回6回と起きるようになる。これが辛いもんだから、「先生、どうにかしてください」とやって来られます。でも、そういうものに効く薬がある、わけがないんですね。

脳の真ん中のほうに脳下垂体があって、若い人ならこの後ろのほうから「夜はおしっこを作っちゃいけませんよ」という抗利尿ホルモン、抵抗の抗のついた、尿を作ってはいけませんよというホルモンが出ているから、ぐっすり眠れるんです。コーヒーを飲もうがお茶を飲もうが、疲れてバタンキューと寝たら14時間ぐらい平気で眠りますよね、若者は。ところが歳をとってだんだんホルモンが出なくなっていくもんだから、昼間と同じように夜もおしっこを作っちゃう。これつまり、トシなんですよ。これに対抗する薬なんてものは、ないんです。あるわけがないんです。

なのに、私のところでも、外来をやっていると「先生、実はそういう薬があるんじゃないですか?」と来られる人がいる。しょうがないときは、泌尿器科の先生に聞いて薬を出しますよ。でも、「先生、あの薬とっても効きますね」と言ってきた人はひとりもいないんです。で、どうするかというと、病院じゃダメなもんだから、新聞広告やテレビの宣伝見たりして、あれがいいんじゃないかこれがいいんじゃないかって、高いお金出してなんやかや買うんですけれども、どっちにしてもこれ、効くわけがない。なぜ効かないか？　だってトシなんだから。

歳に薬が効くわけがない。ここのところを胸にすとんと落としておいてください。そうしないと皆さん、余計なことにお金を使っちゃうことになりますからね。実際、外来はそういう人であふれていますから。

「症」ではなくて「状態」

こういうのはそもそも、病（やまい）じゃないんです。歳をとってきている、という「状態」なんです。ところが医療機関や薬屋さんは、この「状態」に対して「症」という言葉をつけます。症というのはつまり、「病気」ですよ。「高血圧症」「高脂血症」「骨粗鬆症」。これを病だと思っている人が実に多い。でも、すべて歳をとったために起こっている「状態」なんです。それに「症」という言葉をくっつけて、「血圧が高いから薬を飲みなさい」「コレステロール値が高いから薬を飲みなさい」「骨が脆くなっているのは病気です。だからやっぱり、薬を飲みなさい」なんてことをやってるわけです。

「認知症」いわゆる呆けです。呆けに効く薬があるかのようにテレビでも言います、病院でも言います。新薬が出たとマスコミが報道します。病院でも言います。そして実際に薬を出します。でもその薬、ほんとうに効くんでしょうか？　そんなわけがありません。医師向けの効能書きのどこにも、効くと書かれた文章は見あたりません。「進行を遅くする」とは書いてあります。でも、この言葉の意味を考えてみましょう。「進行を遅くする」「重症化を防ぐ」。「効く」とは言えなくなると必ずこれらの言葉が出てくるんですね。製薬メーカー用語のようなものです。ほんとうに進行を遅くするという科学的根拠はないのです。でも皆さんは進行を遅くするのではないかと信じてしまいます。医師までもがそう信じています。そんな科学はないのです。ないのにそう信じている。心がマイナス思考で、正しい医学知識がないからです。こうして日本の医療費が食い荒らされているんです。

これ、とんでもないことが起こっているんですよ。でも、言われるままに信じてしまっている人が多いんですね。私みたいな医師が講演会やなんかでいろいろ言うと、「この人なにか変なこと言い出したぞ」なんて会場がシーンとしちゃったりしますからね。

歳をとって体に起こってくる「状態」。黒かった髪が白くなる。あるいは私のように白くなる前になくなっていく、それと同じことが血管にも起こってきているんです。高血圧はそのために起こっているんであって、それは、病垂（やまいだれ）のつく漢字の「症」じゃなくて「状態」なんです。病気じゃないんです。

体は、命を守るためにいろんな仕事をしている

人間という生き物は、歳をとっても生きたいんです。人間だけじゃありません。他の生き物もそうです。生き物は、自分の命がなくなるのが嫌なんですね。だから、

命がなくならないように体はいろいろ工夫をしているんです。

歳をとって血管が狭くなってきちゃったんだけれども、人間という生物は二本脚で立っている珍しい動物なのです。多くの哺乳類は四本脚です。心臓と頭の位置は平行です。平行ですから重力に逆らって血液を上に上げなくても生きていけるんです。しかし人間という生物は二本脚で立っているので心臓から頭のてっぺんまで45センチから60センチ、地球の重力に逆らって血を運ばなければいけない。頭という生物にとって最も大切な臓器にたくさんの栄養物、酸素を運ばなければならないのです。しかし高齢になり血管は細くなりました。若い頃の130や140では頭のてっぺんまで血液を送れなくなったのです。だから体は、血圧を150、160、時には200に上げて栄養、酸素を送っているのです。命を守るために血圧を上げているんです。自分の命を守るために上げているんです。がんばって上げてくれているんです。感謝ですよ。それを「病気です」ということがそもそもおかしいんですね。

高血圧は、歳をとって起こってきている「状態」なんです。命を守るために、体がしていることなんです。ふつうの生き物なら、ちょっと弱ってきたら食べられてしまいます。人間には点滴がありますけど、他の動物には天敵がいますから。人間というのは、幸せなことに、自分を食いにくるような動物はほとんどいないわけです。だから、生殖の期間を過ぎても生きていける。動物園の中で飼われている動物も同じですけれども。

歳をとって、自分たちの体に起こっている変化は、生きるために起こっていることなんです。高血圧症、高脂血症、誰がなんのために「症」と言っているのでしょう。自分の頭でよーく考えてみてください。「血圧が高い、あ、病気だ」。どうしてそう思い込んでいるのか、もう一度考えてみてください。自分で考えていかないと、皆さん、餌食にされてしまいます。歳をとってきている人たちを餌食にして金儲けしようとしているのが、今の医療界や医薬品業界なんです。「みんなを健康にしよう」とやっているわけじゃないんです。

毎年、3月11日が近づいてくると、よくわかります。あのとき、東北で大震災があって、福島の原子力発電所が暴走した。それまでは「安全だ」という人たちだけがマスコミに出ていた。だけど、「危険だ」という学者もいた。でもそういう人たちがしゃべりはじめると都合が悪いから、大学から追放されて学会から無視されてきました。そのことを、２０１１年3月11日から、日本中が学んだはずなんです。今までしゃべっていた御用学者が間違っていたんだと。安全でも何でもないことがわかったんです。

御用学者が、原子力の世界だけの存在だと思ったら大間違いです。医療の世界にもいますね。血圧が高いから薬飲みなさい、コレステロール値が高いから薬飲みなさい。だれがそう言っているかといったら、医療の世界に関わっている御用学者なんです。

こういう人はどんな業界にもいますよ。建築業界だったら、日本中でかつてアスベストがたくさん使われた。世界でも稀なぐらい使われた。それは、昭和20年代に「アスベストは問題ないですよ」と言った慶應の教授がいるわけです。で、アスベストをいっぱい使った。それで儲けた人たちがいるわけです。医療の世界にもたくさんいます。そういう人たちの意見がたくさん出るもんだから、血圧についても、病気だと思い込んでしまうんです。

あなたの身体は今が最良

病には、急性病と慢性病があります。急性病は病なのか？　いやいや、病じゃないんですよ、というお話です。

たとえば、冬になると「インフルエンザが流行ってます」なんていうニュースがテレビで必ず流れてきます。インフルエンザのウイルスが体の中にはいってくると、熱が出てくる。これ、なんで熱が出るんでしょうか？　熱が出るのは悪いことなんでしょうか？

インフルエンザのウイルスは冷たい空気が好きなんです。だから、日本が寒い空気に覆われる冬になると、ウイルスが渡り鳥に乗ってやってきて、日本で繁殖をはじめるんです。そのウイルスがたまたま生き物としての人間の体の中にたくさん入ったとき、ほうっておくと人間は死んでしまうから、命を守るために、体はなにかするわけです。

人間という生き物は、だいたい36度５分で生きている。そのままの体温だとウイルスはどんどん体の中で繁殖してしまうもんだから、体は熱を37度38度39度と上げて、ウイルスを焼き殺そうとするわけです。熱が上がるのは命を守るためなんです。これはもう、知識として知っておられる方も多いかと思います。

ところが、「熱が出ました。熱冷ましをください」とやってくる患者さんはまだまだたくさんいます。医師は「じゃあ薬を出しましょう」となる。これが日本の医療なんです。

なんのために熱が出るのか？　言うまでもありませんね。体の中に入ったウイルスを焼き殺すため、命を守るためなんです。熱が上がると確かに苦しいですよ。でもそれに負けて無理に熱を下げたら、ウイルスはまた活発に動き出す。熱冷ましなんか飲まないほうがいいし、飲ませないのが正しい。

なのに、患者は熱を下げたいと言うし、医師はじゃあと言って薬を出すわけです。38度５分になったら飲みなさいと頓服まで出します。38度５分あったら悪いんですか？　悪くないんですよ。熱冷ましなんか飲んでいいわけがないんですよ。元気だから熱が出るんです。子どもなんかは40度ぐらいまで熱が上がったりしますね。これ、元気だからなんです。80歳90歳で寝たきりの人がいますね。そういう人たちはもう元気がないもんだから、ウイルスが入ってきてもばい菌が入ってきても、熱を上げる力があんまり残っていないんです。だから、ずるずるとウイルスが繁殖して肺炎になってしまいます。それが無熱性肺炎ですよ。熱を出す力がないもんだから、肺炎に移行してしまうんです。

ふつう、人間の体は、熱を出すことで治っていくんです。ところが、熱が出たら「なんとかしないといけない、病気だ病気だ」なんて、急性病と考えてしまう。病じゃないんですよ。熱が出るのは、元の元気に戻すための自然治癒力が働き「治癒過程に入っている」、と考えなければいけないんです。

病じゃない「熱」というものに対して、怖がって、薬なんか飲んでどうするんですか。熱が出たら、「しめた！」と思えばいいんです。「しめた！」です。「自分はまだまだ元気だから熱が出たんだ！」と思えばいいんです。

熱が出たときに一番大切なのは、寝ていること、でしょうね。寝ていれば治っていきます。熱が出たからと病院だのクリニックに行ってどうするんですか。体は「熱」という鎧を着たんですよ。鎧を着てインフルエンザのウイルスと闘っているんです。それなのにわざわざ病院に行ってお金を出して、熱を下げてもらうなんて、鎧を外しているようなものなんです。鎧を外して弓矢や鉄砲の弾が飛んでくる戦場に出て行ってどうするんですか。熱冷ましを飲むということはそういうことなのです。熱が出たら感謝してそのまま放置、寝るしかないと思ってください。他に方法がないということをしっかり胸に刻んでください。

繰り返しますけれども、熱が出た状態は、急性病じゃないんですよ。治癒過程に入っているっていうことなんです。だから、どんな風邪薬もいらない。べ○ザ飲もうがル○飲もうがパ○ロン飲もうがみな同じ。町で売ってる薬も病院で出る薬も同じです。病院に行けば特別な薬が出ると思ったらそれは間違いです。少し成分が違うぐらいで、風邪を元から治す薬なんてものはどこにもないんです。症状を部分的に抑えるぐらいのことでしかないんです。しかも、「症状」と呼ばれているものは、体が命を守るためにしていることなんです。なのに、熱冷ましなんか飲んでどうするの？　と言いたいんです。

咳が出る。これ、なんのためですか？　胸の中にウイルスが入っちゃった。だから体は「ごほんごほん」と咳をして、ウイルスやばい菌を外に出してるんです。咳が出ているのは病気ですか？　違いますね。なのにわざわざ、咳止めなんかもらいに病院に行ってどうするんですか？　咳が出なかったらたいへんなことになりますよ。咳を止めたら胸にウイルスやばい菌が残っちゃうんだから。周りに他人がいないことを確かめたら、咳なんか思いきりすればいいんですよ。そうしてウイルスを外に追い出しましょう。

鼻水が出たからといって、私のところにやってこられる患者さんがいる。「先生、鼻水が出たんですけど」なんて言いながら。鼻水が病気だと思ってるんですね。鼻水はなんのために出るか？　鼻の粘膜にばい菌だのウイルスだのがくっつくから、それを洗い流すために体は鼻水を出しているんです。鼻水を出して洗い流しているんです。自然治癒力です。むしろ、どうして鼻からこんなに水が出てくるのか？

不思議といえばとても不思議です。人間の身体というのはたいしたものなんです。体がしていることには、ぜーんぶ意味があるんですよ。全部ですよ。一つも無駄はないのです。命を守るために、熱を出すし咳もするし鼻水も出す。そんなもんで病院に行ってどうするんですか。

ところが、病院もマスコミも含めてみんながそれを病気だと称してしまう、病気に仕立て上げてしまう。インフルエンザが流行ってるからと、病院で子どもに聴診器当てる映像を流したりする。それを見た人が「あらたいへん」なんてまた病院に行く。わざわざお金を払って。そんなところに行ったって意味がないのに。意味がないどころか危険ですからね。インフルエンザのウイルスが濃厚に存在しているところにわざわざ出かけて行って、その空気を吸いに行くなんておかしいでしょう。でもそれをおかしいと思わないのです。後でお話しますが、インフルエンザに効く薬なんてないんですよ。

1990年に、埼玉県の旧浦和市にある白鷺保育園というところで、O-157病原性大腸菌の入った井戸水を飲んで、319名が罹った集団感染が起こったんですね。その中で2人の子どもが亡くなりました。亡くなった2人は、下痢止めの治療をされていたんです。私のところにも、浦和の医師会から「下痢止めの治療をしないように」という報告がまわってきました。

お腹の中にO－157のばい菌が入ったんです。そのO－157を身体は外に出そうとして下痢を起こしたのです。その下痢を止めていいわけがないんですよ。止めたから亡くなったんです。

なのに、下痢を病気だと思ってしまう人がまだいる。私のところにも、「先生、ピーピーなんです。水っぽくてすごいんですよ！　シャーって出るんですよ！」なんてやってくる人がいます。説明するとわかってくれる人もいるんですけれども、「下痢だから薬をください」なんて言う人もまだまだいます。そしてまだまだ日本中で下痢止めの治療が行なわれています。

でもこれ、おかしいでしょ？　下痢を病気だと思うから、そうなるんです。下痢になったら、「しめた！」と思えばいいんです。下痢というのは、体が命を守ろうとして、体の中にある水分で悪いものを外に出そうとしている状態なんです。ばい菌は「水とともに去りぬ」ですよ。これも自然治癒力が働いているんです。

下痢になると「おなかを壊した」なんて言ったりしますけど、おなかは壊れていませんよ。下痢しているおなかは正常なのです。下痢をして悪い細菌やウイルスを外に出してくれているのです。ここをよーく理解して下さい。

毎年冬になると「ノロウイルスが出た！」なんて騒ぎますね。皆さんもノロウイルスにかかるかも知れない。これにかかると吐きますよ。下痢しますよ。

これ、「しめた！」と思いましょう。元気だから吐くんです、下痢するんです。病院なんかに行ってどうするんですか。行くと吐き気止め、下痢止めが出てきますよ。悪いものをわざわざお腹にためておいてどうするんですか。

これは、患者のほうもよく考えないといけない。なんのために吐くのか、下痢をしているのか、ということです。医師のほうは、嘔吐や下痢の理由なんてどうでもいいんです。というより、知らない医師もいっぱいいる。だから吐き気止め、下痢止めが出てくる。

下痢をしたら「しめた！」です。親兄弟や子どもが吐いたり下痢をしていたら、「でかした、寝てろ」です。新生児や、かなりの高齢者の場合は、ひどい嘔吐や下痢だとぐったりしちゃいますよ。脱水症状を起こすから。それは見ていればわかりますから、衰弱が激しかったら病院に連れて行ったほうがいい。点滴をしてもらってください。そうじゃなければ、寝かせて味噌汁でも飲ませておけばいいんです。

「急性病」なんてものはない

熱を出すのも咳や鼻水が出るのも下痢も、病（やまい）じゃない。普段ない苦しい症状が出ているが病ではない。つまり「急性病」なんていうのは、本来はないはずなんです。こういう症状は、「治癒過程に入った」と考えるべきなんです。なにかの拍子に吐く。O－157でもノロウイルスでも、吐きますよ。これは、体のセンサーが優秀だからです。「あ！　なにか変なものが入ってきたぞ」と敏感に判断したのです。なのに、折角吐いているものを、「先生、吐き気が続いて苦しいから薬をください」とやってくる。これ、おかしいでしょ？

自分の命を守るための力が強いから吐いているんですから、素直に吐いていればいいんですよ。胃からすれば、一番近い外界は口ですから、悪いものが入ってきたらここから出す。腸だったら一番近い外界は肛門ですから、ここからばーっと出す。確かにこれはふつうの状態じゃないから、苦しいですよ。ただ、病気で苦しいんじゃないんです。命を守るために出しているんです。命を守るために出ている症状を止める「薬」をもらおうなんて思うことがおかしいんです。

だけど、そこをわかっていない人が多いから、「熱が出た咳が出た鼻水が止まらない、下痢だ嘔吐だ」なんていう患者さんが相変わらず毎日、日本中の病院の待合室を埋めているんです。

これは、お年寄りや年配の人だけじゃないんですね。若い人でも、「鼻水が出ました」なんて医師のところにやってくる。これは、マイナス思考だからですね。正しい医学知識がなくて、普段と違ったことが体に起こると不安なんです。だから外来に来るんです。鼻水ぐらいでわざわざ初診料払って薬もらってどうしようっていうんですかね。その程度でも１５００円ぐらいはかかりますからね。医師にとってはありがたい話ですけれどもね。

鼻水出たらね、ティッシュでかんでいればいいんです。手元にティッシュがなかったら、どこかそのへんの駅前にでも行って立っていればいいんですよ。タダでティッシュくれる人が向こうから近づいてきますから。それで鼻かんでればいいんです。なのにやっぱり、病院に行こうとする人が後を絶たないんです。

また、病院に行ったほうがいいかのようにマスコミが煽りますね。「インフルエンザは風邪とは違いますよ。怖いですよ」なんていうキャッチコピーが広まっちゃったもんだから、そう思い込んでいる人も多いけれども、インフルエンザは風邪ですよ。

風邪というのは、その原因はいっぱいあるんだけれども、インフルエンザはその中の一つですよ。4日か5日も寝ていれば治りますよ。なにも怖くない。風邪なんだから。それなのに「インフルエンザは風邪ではありませんよ。注意しましょう予防しましょう」と言うのはなぜか？　それにはちゃんと思惑があるんです。たとえば、ワクチンを打たせたい、治療薬を売りたい。なんていう理由があるんです。

インフルエンザは、私が学生だった頃は流行性感冒と言いました。感冒とはすなわち風邪です。今、流行性感冒と言わないのは、そう言ったのでは国民が怖がらないからです。ワクチンを打ってくれないからです。ワクチンを打ってくれないと儲からない人が大勢いるのです。新型コロナと全く同じ構造ですね。

熱が出た、咳が出た、鼻水が出た、下痢した。そんなものはほっとけばいいんです。ただし、ほっとくだけの勇気が必要なんですね。覚悟が必要なんですね。「我慢」と「覚悟」。もう一つは「鍛錬」ですが、これはあとでまた詳しくお話しします。

生き物の最優先課題は自分の命を守ること

人間というのは、自分の命を守ることが最優先課題なんです。犬でも猫でも虫でもみんなそう。命を守ることが一番大事なことなんです。

NHKのテレビで日曜日に『ダーウィンがきた』っていうのをやってますね。あれを見ていると、生き物たちがなにをやっているかといったら、「自分の命を守る」ことが最優先なんです。命を守るためにまず食べる、食べることは最大の関心事です。生き物は餌を見つけ食べるために最もよい姿、形に進化向上してきたんです。

次に大事なのは逃げることです。天敵がきて、自分が食べられたら困るから。そのためにどうするかといったら、まず逃げるんですね。天敵を見たらパッと逃げるんです。それで間に合わないとなると、戦うわけです。闘争する。間に合えば逃げる。闘争か逃走かで生き物は生きているわけです。その次に大事なのが、子孫を残すことです。オスとメスは子孫を残すために一生懸命頑張っているわけです。でも、その前に大事なのが、自分の命を守ることなんですね。どんな生き物でも同じことをやっているんです。

松の木があります。松も植物という生き物です。生き物ですから死にたくないのは他の生き物と共通です。枯れたくないんです。

しかし、松の木のウロコのような樹皮が、虫に食われたり鳥につつかれたり風が吹いたりしてはがれる。そしたら、根から吸い上げた水がそこから漏れてしまう。そのままだと松は枯れてしまいます。枯れるということは、松という個体の命はなくなります。それは嫌だから、松は樹皮が剥がれて傷ついたところに松ヤニを出しているんです。松は別におもしろがって松ヤニを出しているわけじゃないんですよ。松ヤニを出す原因があるからなんです。人間が熱を出すのも同じことです。原因があることなんです。

松ヤニを作って出して、樹皮から水が漏れるのを止めているんです。剥がれたところから細菌やウイルス、カビなどが入いらないようにしているんです。これは松の樹という植物の持つ自然治癒力です。このように、どの生き物にも命を守る自然治癒力があるんです。

松ヤニに似たようなことを動物もしています。

私たちが、なにかの拍子に膝でもぶつけてケガをする。誰だって膝ぐらいすりむいたことはあるでしょう。かさぶたができますね。これ、なんのためにできるのか？できなかったらたいへんですよ。傷口からどんどん血が流れていっちゃう、リンパ液は出ていってしまう。代わりにばい菌やウイルス、カビなどが入ってくる。もしかさぶたが作れなかったら死にますよ、人間という生き物は。だからかさぶたを作って傷をふさいだんです。松の木の松ヤニと同じです。体のやることには、ぜんぶ、意味があるんです。

目やにだって耳くそだって鼻くそだって、へそのゴマだって、バカにしちゃいけません。みーんな、意味があることなんですよ。まあ、へそのゴマにどんな意味があるか、私も実はちゃんと説明できないんだけれども、最近では歯垢や歯石だって取らないほうがいい、なんていう説も出てきましたからね、へそのゴマにだって必ず意味があると思いますね。体のすることにはすべて意味があるんだ、ということを理解して欲しいんですね。

血圧が上がるのにも理由がある

冬になって寒くなると体が震えますね。なんのために震えるかというと、これも命を守るためです。気温が0度になったからといって、人間の体温が35度、34度……とだんだん下がっていったらたいへんなことが起こるから、体はまず震えて、運動エネルギーを増やして体温を上げる。次に鳥肌を立てる。人間だって数百万年前は毛むくじゃらだったから、その状態で毛を立てるとセーターを1枚着たぐらいの空気の層ができる。鳥肌が立つのはその名残ですね。

それでもダメだったら唇とか手の先とかに行っている血液を止めちゃう。だから唇が紫色になったりする。生きるためには脳と内臓になんとしても血液を送る必要があります、それも温かい血液を送らなければ死んでしまいます。そこで生きるのに最も大切な脳と内臓を寒さから守るために、手の１本や２本、足の１本や２本を落としてもいいからと思って、手足のような末梢に行く血液の流れを止める行動に出る、だから、手が白くなったり、しもやけになったり、凍傷になったりする。これもぜんぶ、命を守るために体がしていることなんです。

それなのに、毎年冬になると「先生、血圧が上がってるんですよ」と患者さんがやってこられます。「血圧１６０まで上がりました。薬をください」なんて。

冬は冬の体になるんですよ。冬だから、寒くなったから、血圧を上げているんです。身体中に温かい血液を勢いよくぐるぐる回さなければ寒い冬を乗り切れないんです。

熱帯の東アフリカで人類は誕生しました。だから寒さは苦手なんです、寒さはストレスなんです、血圧を上げてそのストレスと闘っているんです。それが冬の高血圧の状態なんです。冬、血圧が上がるのは命を守るための当たり前の話です。なのに、「先生、頭が痛いんです。家で血圧測ったら200もありました!」なんて言いながら病院にやってくる患者さんに、医師は薬を出したりする。

患者も医師もどっちにも言えることなんだけれども、これは、「なんのために血圧が上がったのか」という原因をまったく考えてないんですね。結果だけを見て、それを叩こうとする。

体だって、暇つぶしに血圧上げてるわけじゃないんです。血圧が上がって頭が痛くなった。それは、頭の中で、頭の中が痛くなるなにかが起こって、痛い原因を取り除こうとして血圧を上げたんです。血圧が上がったから頭が痛くなったんじゃないんです。ここが逆になっちゃってるんですよ。患者も医師も。

「先生!　肩がこるんです。それで血圧測ってみたら180なんです!」なんて患者さんが私のところにも来られる。

血圧が上がったから肩がこると思ってるんですね。

違うんです。血圧だって、おもしろがって上がってるわけじゃないんです。肩がこったから、体は血圧を上げて、肩こりを治そうとしているんです。血圧が上がったから肩がこるんじゃない。血圧だって、上がるには上がるだけの理由があるんです。わざわざ薬を飲んで下げるようなものではないんです。

私は、「もう血圧の薬なんか飲まなくてもいいんじゃないですか」ということを常々言っているんだけれども、なかなか一度じゃわかってもらえないので、血圧についてはあとでもう一度、じっくりとお話します。

身体のすることはすべてがオーダーメイド

対症療法とは、症状だけを叩く医学です。「対症」療法だからといって、なにもこれは「大正」時代からあるわけじゃない。もうずっと続いているんです。

血圧でもそうなんだけれども、体の値というのは、「みんなオーダーメイド」なんです。今の自分の生存に最適な値、なんです。血圧も、自分に一番いいようにコントロールしているわけです。私も以前、診察前に血圧を測ってみたことがあります。130だった。診察が終わってすぐ、看護師さんに測ってもらったら、168あったんです。なぜ上がったか？　血圧を上げていかないと診察のストレスと戦えないからなんですね。私の身体は、オートマチックに血圧を調節したんです。

私はあちこちで講演活動をしていますが、たくさんの人の前で立ってしゃべっているとき、それなりに身体は自動で血圧を上げているはずなんですね。180以上になっていると思います。ただ座っているだけの仕事なのに診察後は167あったんですから、人前で喋っているときはもっと上がっていますよ。そうじゃないと立っていられないですよ。やっぱり緊張するし反応も気になりますからね。そのときそのときで一番いい状態を、体は設定しようとするんです。

体のすることは、ぜんぶがオーダーメイド。血圧はもちろん、コレステロールでも尿酸でも、それが高くても低くても、それが今の自分にとって一番いい状態なんです。人間、すべての人が、それぞれの人の値が、違ってあたりまえなんです。それを他の人に合わせて、基準値がどうのこうの、薬飲んで上げたり下げたりするなんて、むしろとんでもないことだと思うんです。

知らぬが仏

皆さんがほんとうにプラス思考で、なにが起こってもびっくりしないんだったら、それでいいんですけれども、たいていの人は「あなた明日死にますよ」って言われたら驚きますね。慌てますね。嫌ですね。私だって嫌です。聞きたくないですよね、そんなこと。

でも、多くの人は健康診断に行って自分の体を知ろう知ろうとする。それで、知ってびっくりするんですよ。私のところにも、診断結果の紙を握りしめて、「先生！ＬＤＬコレステロール値が２００もあるんです。どうしたらいいんでしょう！」なんて言いながらやってこられます。だいたい基準値が１５０とか書いてありますから、そういう数字ほど暗記しちゃうんですね。よせばいいのに。それで、基準値を超えていたりしたら、まるで明日死ぬかのようにびっくりしちゃう。

これ、なんで自分のコレステロール値がわかったか？　調べるからですよね。わざわざ調べて、それでびっくりするぐらいだったら、調べなきゃいいんです。コレステロールの値が１５０でも２００でも２５０でも、どうでもいいことです。今の自分にとって生きるのに一番いい、最適な値に身体は自動的に設定しているはずなんですから。それを薬で下げたり、食事で下げようとしたり、まあ食事ではあんまり下がらないんだけど、じゃあコレステロールの薬を飲んで長生きできるのかどうか。実際、コレステロール値を下げて長生きしたという論文は、世界中で一つもないそうです。根拠はないんです。ないのに、なんだかあるように思い込んでしまっていること自体が、大間違いなんですね。でも、コレステロールを気にする人は多いですね。もしそれが心配だったら、一番いい方法は、調べないことなんです。知らぬが仏ですよ。

血圧もそうですね。近頃は公民館に行ってもスーパーに行っても銀行に行ってもホテルに行っても血圧計がなぜかおいてあって、なぜか皆さん吸い込まれるように腕を差し入れていきますね。それで１８０でもあろうもんなら慌てますね。

どうして自分の血圧が１８０あるとわかったか？　測るからですよ。なんでわざわざ測るんですかね。心がマイナスになっているからですね。不安に駆られているからです。もう一つは、「血圧が高いのは悪いこと」と間違った医療知識を思い込まされているからです。

皆さん、「血圧が高いかどうか？」で測っていますよね。でも本来、医師にとっては、「血圧は低いほうが心配」なはずなんです。たとえば、いつもは血圧１８０の入院患者さんがいたとする。それが80になっていたらどうしますか。えらいことですよ。たいへんですよ。看護師さんが飛んできますよ。若い医師だったら体がガタガタ震えますよ。だってその患者さん、死ぬんですから。

血圧が下がるというのは、死ぬような何かが身体に起こっているということなんです。血圧が下がるのが心配だから、看護師さんが血圧を測っているんです。高いかどうかで測っているわけじゃない。そこをよく考えてみてください。目の前で誰かがバタンと倒れたら、すぐに血圧を測ります。低くなってないかと思って測ります。もし低かったら、その人に重大な何かが起こっているんです。すぐに救急車を呼びます。でも150あったら、安心ですよ。たいしたことないからです。たいしたことないから血圧が下がってないんです。血圧は下がるのが心配なんです、上がっていて何が悪いんですか。

この本をお読みの皆さんの中にも、朝起きて血圧を測った人がいるでしょう。起きてとりあえず血圧測っちゃった人。それで180でもあろうもんなら、「うわ、高いな？」なんてびっくりして、「うーん、もう一度測ってみよう」なんて。。それで心がマイナスになって寝込んじゃったり、いそいそ病院に行ったりしている人もいるでしょう。

どうしてそうなるか。「測るから」なんですよ。もう、測らなくていいんです。元気だから180になり、180だから目が覚めたんですよ。もし、その日の朝に血圧が80だったらどうなるか。目が覚めませんよ。

血圧に関しては、測らないことが大事なんです。なのに血圧は測ったほうがいいっていうふうに世の中がなっちゃって、血圧手帳なんか渡されて、それでびくびくしてるんじゃしょうがない。血圧手帳なんか渡す医師も悪いですね。患者を不安にさせるだけです。だいたい、朝は血圧が高いに決まってるんです。寝ている状態から起き上がって、さあ活動をはじめようとしているんだから、そのために身体が血圧を上げているんだから。そんなところで血圧測って高いの低いのって、意味がない。びくびくするぐらいなら、いっそ測らないほうがいいんです。これも「知らぬが仏」ということです。

健康診断に意味はあるか

健康診断をした人のほうが長生きしているという論文はありません。健診した人のほうが寿命が短いという論文はいくつかあります。

なぜ健診すると寿命が短いのか？　一つはビクビクするからでしょう。不安でマイナス思考になるからでしょう。病が見つかったらどうしよう？　不安です。健診を受ける１週間も２週間も前から不安状態が続きます。そうしてビクビクした気持ちで健診を受ける。結果が出るまでの数週間もまた不安の連続。この不安が自然治癒力を弱めるから寿命が短くなるんでしょう。そして、結果に異常が出ると薬です。本来飲まなくてもいい化学薬品を飲まされる、時には手術もされる、そりゃ寿命も短くなりますよ。

自分が癌だと知らないから、毎日元気でいられるんです、「あなたは癌ですよ」なんて言われたら嫌でしょう？　癌の早期発見早期治療なんて意味がありません。あると思うから健診を受けるんだけれども、そんなものはありません。健診など受けずに死ぬまで「知らぬが仏」を通す、それが心穏やかに最後を迎えられる秘訣というものです。そういった覚悟を持ってください。

癌について

癌はなぜできるのか。私は肉食も多いに関係していると思います。そして数々の合成食品添加物、農薬、汚れた空気などの化学物質にも起因していると思います。

では癌の治療はどうするか？　気にする人は多いですね。

ほとんどの癌は、ほっとくのが一番です。手術はしない、抗がん剤も使わない、放射線もあてない。西洋医学的なことはなにもしないのが一番だと私は思います。癌は、発見時にはタンポポの綿毛が飛ぶように、癌細胞は身体のあちこちにすでに飛んでいます。だから、目に見えている癌だけを切り取る手術は、意味がないんですね。

次に抗がん剤ですが、これは強力な化学薬品です。強力だから、真っ先に正常細胞がやられてしまいます。とてもおすすめできません。放射線もしかりです。だから、放置が最善の策です。放置するわけだから、早期発見も無駄です。だから、癌検診も受けなくてもいいと思います。

癌については、拙著『検診、手術、抗がん剤の前に読む癌の本』（あっぷる出版社）に詳しく書きましたので、ぜひお読みください。天風先生のお考えも同じです。「笑って一日過ごせ、気にするな」。これにまさる方法はないと思います。

科学で考えよう

皆さんが「ちょっと体調が悪いな」と病院に行く、クリニックに行く、それでどうなりますか？　熱冷ましが出てくる下痢止めが出てくるコレステロールの薬が出てくる。でもそれは、ほんとうに科学ですか？　という視点で考えていきましょう。

私からすれば、そんなのは科学じゃないんです。病院だから、相手は医者だから科学に違いない、なんて思ったら大間違いです。

サプリメントやなにやらも、飲んでる人たくさんいるんじゃないでしょうか。全部がダメっていうわけじゃないんだけれども、そういうものを使ったからといってすごく長生きしたとか健康になったとか、もしかしたらそういうこともあるかもしれないけれども、そこに大金を使う必要はないんです。一瓶で何万円もするようなのもありますからね。私がこれまで見た最高のものは、１００ミリリットルほどの瓶で15万円ってのを持ってきた人がいますね。高ければ効く、なんて気になるらしいんですけれども、そんないいものがあるわけない。そんないいものがあるんだったら、私だって買って頭に振りかけますよ。そんなことしたって毛の1本も生えてこないですよ。「どうしてもサプリを使わないと気がおさまらない」っていう人は、二千円か三千円ぐらいにしておいたほうがいいですね。

ゲルマニウムだマグネシウムだののネックレスとかつけてる人もいるでしょう。これで病気が予防できる！　なんて。そんなものに頼るのは、心がマイナス思考になっていて不安だからです。不安を解消するためにお金を使いたくなっちゃうんです。布団の中に石を敷いてみたり、皆さんいろんなことをやりますよね。だけど、そんなところにお金を使うのはもったいないんじゃないですか？　と私は言いたいんです。

寒くなってくるとインフルエンザワクチン打ちに行く人、たくさんいますね。私は、自分のところの患者さんにはやるなやるなと言ってますけれども、皆さん受けたがります。科学的な論文ということで探してみても、日本には、インフルエンザワクチンが効く、という論文は一つもないんですよ。逆に、効かないという論文は、これはあります。群馬県の医師会が作ったもので、県内の住民、小中学生含めて

7万5千人を対象にして、ワクチンをやった人とやらなかった人との比較をしてみたら、同じだったんですね。効果はなかったんです。

インフルエンザワクチンなんてやったってやらなくたって同じなんだけれども、みんなやりたがる。医療機関に行くと、「さあやりましょう打ちましょう」なんて書いてある。やってる医師はこれを科学だと思っているんです。

ほんとうにそうなのか、一つひとつ、科学で考えていかないといけませんよ、ということですね。ワクチンというのは、とても怖いものでもあるんです。定期接種が再開された子宮頸がんワクチン、あれも目が見えなくなったり体に力が入らなくなったりする女の子が出てますね。子宮頸がんワクチンだけが特別怖いと思ったら大間違い。インフルエンザのワクチンも肺炎球菌のワクチンも怖さはあるんです。でも皆さん、科学で考えないで、不安に煽られているだけだから、ついついワクチンをやっちゃう。効かないのに。

病院はね、儲かるんですよ。ワクチンをやると。2016年、私の知っている病院ではね、インフルエンザワクチンは1人分1100円前後で入ってきたんですね。

で、これを４２００円でやってくださいと。だいたい１人３０００円儲かるんです。１００人やったら30万円ですよ。だから病院では「なんとか１０００人を目指そう」なんてやってるわけです。効くと思っているんですよ。それ以上は考えようとしないんです。考えると、効かないかもしれない、という結果が出るかもしれない、それが怖いんです、本能的に。しかし効くか効かないかは、実はどうでもいいんです。儲かるかどうかなんです。ほんとうなんですこれ。

先にも書いたように、ワクチンというのはかなり怖いんです。子宮頸がんワクチンに限らず、これからどんどん出てきますよ、新しいワクチン。とくに年寄りをターゲットにしたやつが。帯状疱疹や認知症に効くなんていうのが。

２０１７年当時は、たとえば肺炎球菌のワクチンがありましたね。」テレビでさかんにやってました。「肺炎は死亡原因の３位です。予防しましょう」、なんて。

でもね、肺炎球菌で死にますよ、とはひと言も言ってないんですね。死亡原因の第3位である肺炎で、実際どういう人が死んでいるかといったら、寝たきりの人、無熱性肺炎になるような高齢の人、そういう人たちが、ごはんとか水とかが、間違えて気管のほうに入っていく誤嚥性肺炎で8割の人が亡くなっているんであって、肺炎球菌の肺炎で死んでいるんじゃないんです。だけど、そういうことは言わないようにしている。巧妙に騙しているんですね。それを7000円とか1万円でやっているわけです。半分は公費で出るんだけれども、ワクチンそのものには意味がない。ほんとうに巧妙にできているんです。

インフルエンザワクチン、最近はテレビでも宣伝しませんね。ここ数年はやってない。なんでやらなくなったか。嘘だからです。効かないんです。これ以上やると訴えられるから、やめたんです。最初は効くような宣伝をしていた。宣伝をやめる前の1年間は「重症化を防ぐ」というキャッチコピーでやっていた。でもそれも嘘だから、すぐにやめたんです。

でも、肺炎の場合はもう少し巧妙で、嘘は言わないようにしている。「肺炎は死亡原因の3位ですよ、怖いんですよ」。これは嘘ではないんです。でも、実際は8割の人が誤嚥性肺炎で亡くなっているんです。肺炎球菌そのもので亡くなっているわけじゃないんです。そういうことはひと言も言いませんね。

だからね、ワクチンなんかやらなきゃいいのに、ってことなんです。効かないんだから。痛いだけだしね。もう一度考えてみて欲しいんですね。「それは科学なのか」と。

ワクチンというものはどういう時に受けるべきなのか？　それはバタバタと人が死ぬような伝染病が流行った時です。死なないまでも重度の障害を残すような伝染病が流行った時です。そしてそのワクチンが安全で効果があるということが科学的に立証されているときです。

新型コロナはパンデミックだったのか

新型コロナでは、医師も国民も、とにかく数字に振りまわされました。発病といわずに感染者という表現を政府やマスコミが使っていますが、本来、どの疾患でも感染者が何人、という発表の仕方はしないんですよ。感染者の中に発病する人が含まれますが、通常は感染者より少ない人数になるんです。人数を多く見せるための策ではないのかと思えてしまいます。

陽性者という言葉も曲者ですね。陽性者イコール発病者ではないことは、例えばツベルクリン反応で考えてみればわかります。

日本の国民のほぼ全てがツベルクリン反応陽性者です。でも発病していません。その陽性者のごく一部が発病して、治療が必要な患者さんになります。ところが、陽性者がすべて発病しているかのようなイメージを垂れ流している。言葉を巧みに操り真実を隠しているように思えてしまいます。

ＰＣＲ検査法は、これでノーベル賞を受賞したほどとても素晴らしいものです。流れる谷川の水を少量検査するだけでそこに何匹の山椒魚が棲息しているのかがわかるほどです。川の水にごく微量の山椒魚の遺伝子が含まれているからです。これを利用した検査法は従来からあります。しかし伝染病で応用されたことはありません。なぜインフルエンザと同じ抗原抗体法を利用しなかったのか。ここに大きな罠があるように思います。

ＰＣＲをどう解釈するか？　解釈するもしないも、こういう伝染病に使用してはならないというのがＰＣＲのそもそもの定義です。それを無理矢理当てはめて無茶苦茶な解釈をして、混乱を演出しています。

今回の新型コロナの騒動をもう一度見つめてみましょう。

コロナの死亡数は３年間の累計で７万３千人ほどですが、これがかなり眉唾の人数です。なぜかというと、新型コロナが直接死因ではないからなのです。通常、直接死因を死因とするんだけれども、新型コロナに限っては、膵臓癌で死のうが肺癌で死のうが、老衰で死のうが、交通事故で死のうが、ＰＣＲ陽性であれば、直接死因をさておいてみーんなコロナ死としているからです。２０２０年6月18日の厚労省の医師向けの通達を読めば一目瞭然です。この通達には「死亡診断書は厳密性を問わない」という驚くべき文言が書かれています。それまでは「死亡診断書は厳密に」と強く指導していました。「どうでもいいからとにかく新型コロナで死亡したと診断書に書きなさい」という通達が出されたようなものです。コロナ死亡者の平均年齢は82歳と高齢になっています。本来、老衰と書くべきところがコロナにすりかわっているからです。こうして7万人という死者が生まれているのです。コロナ死とされる方の多くは、コロナで亡くなっているのではないのです。それまで「老衰死」「癌死」と書かれるはずの死亡診断書に「新型コロナ死」と意図的に書かれてあるだけなのです。コロナ死した人の多くがコロナで亡くなったという証拠はありません。調べてないからです。

死亡診断書のからくりだけではありません、累計というからくりもあります。インフルエンザなどの感染症でも癌でも老衰でも、本来、1年間に何人亡くなったという言い方をします。2年間、3年間の累計では発表されません。ところが新型コロナだけは、終始、累計で発表されています。そうして国民は多い多いと騒いでいるのです。累計にしても、7万人という数字はけっして大騒ぎするほど大きな数字ではありません。

日本では毎年140万人前後が亡くなっています。これを3年間の累計にすると400万人以上になります。1億3000万の日本の人口で、年間にすれば2万人から3万人の死亡者数を、はたしてパンデミックと騒ぐほどのものでしょうか。しかもその死者数が先述のようにかき集めた数字なのだとしたら。それでもまだ怖がりますか？

パンデミックというのは中世のヨーロッパでペストが流行したときのような状態をさすのではないでしょうか。この時は1億人以上が死亡しています。世界人口が4億人の時代に1億人です。現在の世界人口は80億人ですから、換算すると20億人が死亡していることになります。これならパンデミックという言葉も当てはまるでしょう。

１９１８年（大正７年）にスペイン風邪が日本でも流行しました。その時の日本の死者数は30万人～47万人と言われています。当時の日本の人口は５５００万人です。それで47万人です。こう考えると、この新型コロナという風邪をパンデミックと呼ぶのはかなり無理があるのではないでしょうか。

新型コロナを怖がることはないのです。ワクチンなど打つ必要のないただの風邪だと思いましょう。あなたの周りで、コロナで亡くなった方がぞろぞろいますか？例えば入浴中の事故、お風呂で亡くなる方は毎年２万人ほどとされています。それが怖いからってお風呂に入らない人はいませんよね。

新型コロナは軽い疾患なのです。なのにワクチンワクチンと騒ぎます。

新型コロナのワクチンは科学的に安全なワクチンなのでしょうか?

私は、とても安全とはいえないと思います。通常、ワクチンというものは開発に10年はかかります。治験を繰り返して十分に安全を確かめてから市場に出てくるべきものなのに、このワクチンは半年や1年そこいらで市場にでてきたのです。

これからも新しいワクチンは出てくるでしょう。最近では帯状疱疹(ヘルペス)のワクチンがそうでしょうね。ヘルペスなんてほうっておいても2週間やそこらで治ります。そもそも死にません。医療機関や、製薬メーカーやマスコミがいうからって、ワクチンを打て打てなどと騒ぐ必要はないのです。

我慢と覚悟

まず、科学で考えるということ。その次に大事なのが、「我慢」と「覚悟」です。

激痛にひたすら耐えようということではありません。我慢しちゃいけないこともあるけれども、「我慢」も少し大事なんですよってことなんです。少々のことは我慢しないとダメなんです。ちょっとどこかが痛くても、目が回ったりしても、そんなもので死ぬわけじゃないんだから、病院に行っても無駄なんですよ。だから、少々のことは我慢しましょう。

そして覚悟です。人は最後には死ぬのだという覚悟です。いつまでも死なないと思っているから覚悟ができず、少しでも命を長らえようとジタバタします。最後は死ぬんです。なにをやっても死ぬんです。人間も最後には死ぬのだという覚悟を持たないと、じたばたと、端で見ていると憐れなくらい右往左往します。生き物なのですから必ず死ぬんです。この覚悟をしっかり持ちましょう。

天風先生は、いつも古歌を引用して、会員に覚悟について話をされました。

「切り結ぶ太刀の下こそ地獄なれ　身を捨ててこそ浮かぶ瀬もあれ」

死ぬも生きるも考えるな。身を捨ててこそ浮かぶ瀬もあるんだぞということですね。

「老感」「病感」を持たない

「老感」、「病感」を持たないのが大切だということです。「老感」を持たないとは、「自分はもう歳だ」とか思わないこと。「お幾つですか？」なんて人に聞かれて、「いやー、もう私もトシですよ」なんていう人がいますけれども、「もう歳」なんていう歳はないんです。自分が80歳だったとしても、誰かに歳を聞かれたら「18です！」って答えたほうがいいんです。気持ちはいつも18歳なんだと。それで、「いや、ほんとうの歳を教えて欲しいんです」って聞かれたら、「個人情報保護法に基づきお答えできません」と言っておけばいいんです。

次に、「病感」を持たないというのは、「あっちが痛いこっちが痛い」とやたらに言わないことです。私のところに来られる人にも多いんだけれども、あっちが痛いこっちが痛い。あ、ここもそこも、なんて。「いや、私はこっちもそっちも」なんて。なんだか痛いところが多いほうが勝ち！　みたいになってますが、そうじゃない。少々のことは、気にしない、我慢、です。そういう人はたいてい、「あそこが悪いのではないか、ここになにかあるのではないか」と病《やまい》を探しています。これでは病感につきまとわれたままになってしまいます。

守りの健康法ではなく攻めの健康法を

「我慢」と「覚悟」に続くキーワードは、「鍛錬」です。昔の人は、それこそ乾布摩擦とかやりましたよね。だいたいの人はやったですよ。寝間着を着る前と後で、朝起きたら着替えるときにごしごしやりましょうとか。最近そういうのはなくなってきましたね。その代わりに、マスクをしましょう手を洗いましょううがいをしましょうなんてやっている。これってどうなんでしょうね。私に言わせれば、風邪の時なんか、マスクなんかするな、手なんか洗うな、うがいなんかするな、ですよ。子どもだって神経質になりすぎないほうが丈夫に育ちますからね。

寒くて風邪をひきたくないからって厚着するのはすでにマイナス思考ですね。水を被る、乾いた手拭いやタオルを使っての乾布摩擦、スクワット、なんでもいいんです。自分の身体をいい状態に保つ。マスクだうがいだ手洗いだは鍛錬ではないですからね。守りの健康法よりも攻めの健康法をしましょう。冷たい空気に肌をさらして、冷たい空気を鼻に吸い込んで粘膜を鍛えるのが、鍛錬です。

だいたい、70歳を超えたら、インフルエンザにかかる確率は0・2%です。それは1000人に2人しかならないんですよ。これはWHOが発表しています。それはなぜか、生きてきた中で免疫ができているからです。昔の子どもはあんまり手なんか洗いませんでした。だから免疫ができている。

今の子どもたちは、学校で消毒石けんで手を洗ったり教室の入口でアルコール消毒なんかするようになってますね。その子たちが70歳になったとき、たいへんなことが起こりますよ。免疫が弱くなるんだから。だから、手なんか洗うな、うがいなんかするな、です。欧米ではマスクをするのは銀行強盗するときだけです。

マスクをして風邪を防ごうなんて考えないほうがいい。咳がひどいならしたほうがいいですよ。だけどそれは風邪をひかないためにじゃない。マナーです。風邪をひかないためにマスクしはじめたら、むしろ風邪を呼んでいると思ったほうがいいです。そんなこと考えるぐらいなら、「自分は風邪をひかないんだ」と思ったほうがいいですね。

以前、ある大工さんに聞いたことがあるんです。寒空の中、外で仕事をしてるもんだから、「大工さん、風邪なんかひきませんか?」って聞いたら、「いや、私は風邪はひかないことにしている」と答えましたよ。

これなんですよ。気持ちなんです。気持ちで十分なんです。その大工さん、「私はノコギリはひくけれども風邪はひかない」って言うんです。

ワクチンにしても手洗いうがいにしても、基本的には防御です。防御だけじゃダメなんですよ。やっぱり攻めに入らないと。乾布摩擦ぐらいはじめてみたらどうですかと。亀の子たわしで身体をこすれとは言いませんが、それくらいの気持ちが大切です。少々寒くても水でもかぶったらどうでしょう。そういった鍛錬も大事なんです。攻めの健康ですね。水をかぶるから健康になるのではなく、水くらいかぶってやろうか、という気持ちから健康になるのです。

自分の命に自信を持とう

日本はもう男も女もね、とくに女性なんてのは、ほんとうに長生きの国民ですから。ここのところには自信を持ってもらいたいんです。平均寿命が87歳ですよ。男よりも6歳ぐらい上なんですから。男の私から言わせれば、女性はほんとうにしたたかに、あるいはしぶとく生きてますよ。それを支えているのは医療じゃないんです。よほどのことがない限り医師にはかからなくていいんです。そう言うとちょっと極端に聞こえるかも知れないけれども、自分の体にはもっと自信を持ってもらいたいんです。

たとえば、膝やなんかが痛くなって、整形外科に行ったとして、痛いからってなにするかといえば、痛み止めが出てくるビタミン剤が出てくる。膝の血流をよくする薬、そんなものあるわけない。どっちにしたって原因の元のところを叩いているわけじゃないんだから。ただ対症療法するだけなんです。痛いところに電気かけたって痛みの元が治るわけがない。

だから、少々は我慢なんですよ。よほどのことがなければ医師にはかからない。そりゃ、心筋梗塞起こしたら行ったほうがいいですよ。さすがにその場合は「行かない」って言ったって誰かが連れてってくれるでしょうけれども。あとは大けが。骨折した、大出血したんだったら、これは行ったほうがいい。でもね、少々のことだったら行かなくてもいいんです。

たとえば脳卒中で倒れたってね、助かるか助からないかは、そのときの運ですよ。脳のどこがやられたか、どれだけの範囲がやられたかによって決まってくるんだから。早く行っても遅く行っても同じなんです。だから私も女房に言ってるんです。私がいきなり倒れて、体がしびれてたりしても、病院連れてっても無駄だから放っておいてくれと。すぐ救急車呼んでわーわー騒いで慌てたって同じなんですね。心配するより覚悟するほうが大事なんです。

医学は意外に進歩していない

薬は危険なんです。薬というのは化学薬品ですからね。クスリを後ろから読めばリスクですからね。危険なんです。

化学薬品というものが、人間という生き物の体の中に入ってきた歴史はなかったんです。40億年ぐらい前に地球に生命が誕生してからこれまで、化学薬品が生き物の体に入るようになったのは、明治の末ぐらいに、アスピリンなどが入ってきた時からです。実際には、昭和30年代ぐらいからでしょう。多くの人にどんどん入ってきたのは。

人間の体には、化学薬品を解毒する力はまだないんです。それなのに、薬をどんどん飲むべき、というのは大間違いなんです。もちろん、すべての薬が悪いと言っているわけではなくて、薬で助かる人もいっぱいいます。ただ、生活習慣病だ風邪だ下痢だで飲む薬はないんですよ、ということを言いたいんです。

「風邪を治す薬はない」というのは、さっきも書きましたけれども、これはほんとうにないんです。市販の薬もそうだけれども、病院に行ったらいい薬が出てくるかというと、結局同じようなものが出てくるだけです。これらの薬は風邪の大元を治しているわけじゃないんです。咳を止める鼻水を止める熱を下げる、どれも対症療法なんです。

そんなものを飲むなんて、わざわざ病院に行って、自分の身体が着ている、命を守る熱や咳や鼻水という鎧を外してもらいに行っているようなもんです。鎧を外しているのが、この風邪薬なんです。それがわかったら、風邪ひいたからって薬なんかもらいに行かなくなるはずです。

ところが、やれタミフルだなんだともらいに行こうとするんですよ、皆さん。だいたい、国民のほとんどがタミフルなんていう製品名を知っている国はないですからね。世界の人口がいま80億人、日本の人口が1億3000万人。それで世界のタミフルの9割を日本で使ってるわけですから。

他の国ではタミフルなんてインフルエンザに使わないですよ。医師向けの説明書の中にも、インフルエンザウイルスに効果がありますとは書いてありません。あとは副作用についてばーっと書いてある。タミフルだって怖いですよ。子どもが妄想を起こしたりしてトラックに突っ込んでいったり、マンションから飛び下りたりするといった報道をご記憶の方も多いと思います。そんな薬を一生懸命使っている国は他にないんです。日本とはそういう国なんです。その中で皆さんは生きているんです。

私はさいたま市で医師をやっていますが、おそらく市内の医師の99パーセントが、インフルエンザと聞いただけでタミフルを出してますよ。

タミフルなんてのは、ＳＡＲＳだのＭＥＲＳなんていうウイルス性疾患が流行ったり、西アフリカでエボラ出血熱が流行ったりした、そういうわけのわからないウイルス性疾患の時に、「もしかしたら効くかも知れない」ととってある薬なんです。それを、日本の医師がうわーっと使うもんだから、むしろ、タミフル耐性のウイルスを世界中にばらまいてしまうことにもなりかねない。

インフルエンザだからってそんなもの飲んでどうするんですか。心がマイナスになっているから、正しい医学知識を知らないから、「インフルエンザは風邪ではありませんよ」というイメージに引っかかっちゃって、「怖い怖い」と思うから、皆さんタミフルもらいに行くんですね。

薬なんていうのは、そんなもんだっていうことなんです。風邪薬は風邪を治す薬じゃないんです。そんなものもらうために病院なんかに行ってお金使ってどうするんですか。町に行って薬を買ってどうするんですか。「早めのパ○ロ○」なんて。早めに行ったってしょうがないんですよ。もっともあの薬は、実は風邪薬ではないんです。あれは、歯と目の薬なんです。なんたって、「歯や目の（早めの）」、ですから。

話を戻すと、心がマイナスで風邪が怖い、熱は嫌だ、なんて思ってるもんだから、わざわざ病院に行ってせっかく着ている鎧をはがすようなことをする。医療機関に行くということは、診察室なんてだいたい狭いところですよ。インフルエンザやらたくさんの病原体がいるところです。そんなところに子どもなんて連れて行ったら、息をするたんびに沢山のウイルスを吸い込んでいるようなものですよ。

私なんかは、そんな診察室でインフルエンザの患者さんをたくさん診るんですけれども、マスクなんかしないですよ。冬にマスクしない医師は珍しいと思うんですけれどもね。同僚なんかはたいていしてますからね。でも、マスクで防げると思うところがそもそも間違い。ウイルスそのものはマスクの網の目を楽々とくぐり抜けてしまうんです。神社の大鳥居をツバメがスイスイと抜けているようなものです。

かからないと思うことのほうが大事なんです。私なんかは、40歳越えたらインフルエンザにはそうそうかからない。そう思ってるからマスクもしないワクチンも打たなくてもかからないんです。ぜひ皆さんも、インフルエンザにかかったら困る、なんて思わないでください。人間はそんなものではそうそう死なないですから。心を強くしてもらいたいな、と思うんですね。

胃酸には胃酸の役割がある

今は、病院に行って血圧の薬をもらうとき、必ず一つは胃の薬が入っている時代です。整形外科の薬でも、痛み止めでも、「胃が悪くなるといけないから」ってんで、必ず胃の薬が入っている。私からすれば、「胃が悪くなる薬なんか飲ませるな」って言いたいんだけれどもね。これがくせ者なんです。この薬をしょっちゅう飲んでいる人のほうが、肺炎が2倍になるという論文があるんです。

なんで2倍になるかといったら、胃の中にある胃酸。胃酸って酸っぱいでしょ。げえっときたら喉がヒリヒリする。胃酸は強酸性なんです。なんで強酸性なのかといったら、外からばい菌が入ってくる、ごはんを食べても、食べ物全部が滅菌されてるわけじゃないから、いろいろなものが入ってくるわけです。そのための関門として、胃は胃酸を出して、ばい菌を殺してるんですよ。そのための強酸性なんです。今日酸性になったわけじゃないんです。昔からなんです。

ところが、毎日胃薬を飲んでいると、胃酸が薄まってしまうんです。胃酸が薄まるもんだから、肺炎が2倍になるんです。

「なんだか胃の調子が悪い」。そんなものは病気でもなんでもないのに、薬なんか飲んでどうするんですか。でも、医師は気軽に薬を出すんです。胃酸は昔から強酸性のままです。長い間の遺伝で、人間の体はそういう機能を作り上げてきたわけですよ。大切なものなんです。大切なものは子孫に残さなければならない。私はこれを「胃酸相続」と言ってるんですけどね。だから、胃酸は強いままにしておかなければいけない。どんな薬であっても、気軽に飲んでどうするんですか、ということなんです。

高血圧の話。高ければ悪いのか？

次は高血圧の話をします。私は著書や講演で毎回この話をさせてもらうんだけれども、「またか」と思われる方もおいでかもしれませんね。でも何回か聞くと「あそうかな」と思ってくれる方がおられるので。しつこくお話したいと思います。

まず、高血圧症なんていう病気はないんですよ。そりゃ、若い人、たとえば20歳の人が血圧２００だったら、これは高血圧症ですよ、立派に。

そんなことがあったらそれは高血圧症だけれども、たとえば60歳や70歳を超えたような人たちが、血圧が１８０になった１９０だ２００だって、そんなものなんの病気でもないんです。それはあくまで「状態」、血圧が高いという状態なんです。「症」のつくような、つけるような病ではないということです。

人間という哺乳動物は立ちあがって生きています。７００万年前に猿と分かれて人間が誕生しました。猿は未だに４本足で歩きます。人間は2本足で立ち手を自由にしました。人間は立ち上がった哺乳動物なんです。ライオンだとか馬だとか、そういう哺乳動物は心臓と頭が水平になっていて重力に逆らっていないけど、人間は頭が心臓より上にあって、だいたい45センチぐらい上ですかね。血液を強いポンプの力で頭に上げないと生きていけない。しかし歳をとって血管はだんだん狭くなってきちゃった。でも頭に血を上げないと死んでしまう。だから若いときは１２０や１３０でよかったけれども、１５０、１６０に血圧を上げないと生きていけないんです。歳をとってきて血圧が上がるのはそういうことなんです。脳は体重の２％ほどの重さしかありませんが、身体にある血液の18％を必要としています、酸素も45％ほど必要な臓器なんです。だから血圧を高く上げて脳に血液を送って命を守っているんです。なのに、そこで血圧の薬なんか飲んだらいけないんです。

血圧の薬の最大の副作用は、脳梗塞です。血圧の薬を飲んでいる人のほうが、脳梗塞は2倍になるというデータがあります。脳卒中はいま死亡原因の第4位で、数年前に肺炎と入れ替わって減ってきてはいるんだけれども、歳をとって血管が狭くなってきているところに、60歳も超えると時々心臓のほうから血の塊が飛んでくる。血栓です。それが血管に詰まって脳梗塞が起こる。時々飛んでくるこういったゴミを流すために、血圧を上げていかなきゃいけないんです。だから、血圧が高いのが悪いと思ったら大間違いなんです。体は、自分の命を守るためにいちばんいい血圧にしているんです。

こう言うと時々突っ込まれますが、私は別に200の血圧がいいといっているわけではないんです。でもそれは、その人にとってみれば、その人の生活の中でいろんなことがあって、そのままだと頭のてっぺんにまで血が行かないから、200になったんです。それに、「薬を飲んで血圧を下げたら長生きした」なんていう論文は、世界に一つもないんです。私自身、薬を飲んでいる患者さんが脳卒中で運び込まれてくることが多くて、これはどうしてなんだろう、ということで勉強するようになったんですけどね。

血圧の薬を飲んでいる人の脳梗塞が2倍。これはデータがあります。福島県郡山市の住民4万人を対象にして、東海大学の大櫛陽一っていう先生が調べた。そしたら、血圧の薬を飲んでいる人のほうが、脳梗塞が2倍だったんです。

いま、「脳卒中」といっても、「脳溢血（脳出血）」は少ないんですね。だいたい脳梗塞が7割、その次に脳溢血（脳出血）が2割、くも膜下出血と続きます。梗塞の「梗」というのは「きへん」ですね。動脈硬化の「硬」の「いしへん」じゃないんです。梗は柵の意味ですから、血液が頭の中に詰まってしまう状態。血管が狭くなったりなんかして、そこを血の塊が通っていくもんだから、詰まっちゃう。そうして血液が流れなくなる状態が「梗塞」です。心筋梗塞。肺梗塞、頭に起これば脳梗塞。脳梗塞を起こさないために、体は頑張って血圧を上げているんです。それをわざわざ薬でもって下げたらどうなるんですか。かえって詰まっちゃいますよ。

キリンの血圧は270～400です。キリンの頭はずいぶん上のほうにあるでしょう。地球上でいちばん背の高い動物だから、頭に血を上げるには心臓から3メートルぐらい吹き上げなきゃいけない。だから400になるんです。血圧が高いからって、血圧の薬飲ませたら、キリンはひっくり返っちゃう。ライオンの血圧はだいたい110か120です。ライオンの心臓はだいたい頭と同じ位置にあって重力に逆らっていないから、体重200キロもあるような大きなライオンだって、血圧は110から120。ライオンの血圧には覚え方があります。なんたってライオンですから、「110の王ライオン」と。それぞれの動物によってみんな違うんですよ。ネズミは20くらい。体が小さいからね。

血圧はなんのために上がるのか、そこには原因と結果があるんです、なんの理由もなく血圧は上がりません、理由があるから、命を守りたいから血圧が上がるんです。それがわかれば、血圧の薬なんて飲まないし飲ませないはずなんですね。これがわからないから血圧の薬を飲むし、医師は飲ませるんです。この本をお読みの方の中にも、血圧の薬飲んでる方がいらっしゃるかもしれないけれども、ぜひやめてもらいたいなと思うんですね。

半世紀ほど前までは、血管が破れる脳出血が多かったんです。そういう時代なら血圧の薬を飲んでもいいけれども、今は脳梗塞の時代なんだから、飲んじゃいけないんじゃないですかと。それでも、「私は脳出血になる可能性があるからやっぱり飲みます」っていう人は、もちろん飲んだって構わないと思います。どっちを選ぶかは、最終的には皆さんの判断ですから。私は、絶対に飲むな、とは言わないけれども、なるべく飲まないほうがいいんじゃないですか、とだけ言っておきます。

やめたほうがいいと思ったら、すぐにやめても一向に構いません。明日からやめてもいいですよ。自分の判断でやめていいんです。主治医から、一度飲みはじめたら一生飲みなさいと言われたかもしれませんが、そんなのは非科学的ですから無視していいんです。明日から止めましょう。でもそれが心配なら、二錠を一錠に、一錠を半錠にと少しずつ減らしても一向にかまいません。「主治医に相談してみます」なんていう人がいますが、それは無駄というものです。主治医は飲ませたいから飲ませているのですから、聞いても無駄です。自分の判断でやめましょう。主治医と離れたくはないが、でも薬もやめたい、と思うなら、処方箋はもらっても薬は飲まないことです。

でも、よっぽど無医村でもない限り、その主治医だけにこだわらなくてもいいのではないでしょうか。主治医なんか決めておかなくても、死亡時は誰かが必ず死亡診断書は書いてくれますから、心配しなくても大丈夫です。

コレステロール＝悪者？

高血圧症、中性脂肪が高い、もしコレステロールが２５０とか３００とかあったら、それで高脂血症とされてしまうけれども、コレステロールが上がってきたから脳梗塞が増えて脳出血が減ったんですね。

血管を丈夫にしているのが、コレステロールなんです。コレステロールのせいで血管が脆くなっているわけじゃないんですね。ここが間違っちゃってるんです。40年前50年前に比べて皆さん栄養がよくなって重労働が減ってコレステロールが上がったもんだから、細胞の膜にコレステロールが働いて細胞が丈夫になったもんだから、その細胞で血管ができているわけだから、血管がなかなか破れなくなったんです。だから、脳出血が減って脳梗塞が増えた。有名人なんかで倒れたりすると新聞に出るけれども、たいていは脳梗塞です。脳出血の人はほとんどいないですね。

私の患者さんでも、最近では脳出血の人はほとんどいないですよ。たいていは脳梗塞です。そういう時代なんだから、血圧を上げる薬を飲むならまだしも、下げる薬を飲んでどうするんですか。だけど世の中には、高血圧の薬を売りたい人たちはたくさんいるし、それでもって儲けたい人たちがたくさんいるわけです。そういう人たちが、高血圧は悪いものだって盛んに言っている。ぜひそんなのに引っかからないでもらいたいと思いますね。そういう人たちは、皆さんを健康にしたいからそんなこと言ってるんじゃないんですよ。儲けたいから、なんです。そこのところをよく考えなきゃいけない。

コレステロール値が上がっても、悪いことはないんですよ。栄養を考えて卵でもなんでも食べればいいじゃないですか。なのに、卵を食べるのをやめました、イクラはやめました筋子もやめました、って言うんですよね。おいしいものはたいていコレステロールが高いですよ。とくに女性は気にしてやめる人が多い。

そうじゃないんです。女の人が長生きなのは、コレステロール値が高いからなんです。ヨーロッパやアメリカの医師は、女性にコレステロールの薬なんか出さないそうですよ。日本は、女性が3、男性が2の割合で、女性のほうがコレステロールの薬を飲んでいる国です。そんな国は他にないですよ。コレステロールは長生きの成分なんだから。ここのところをよく考えなきゃダメなんです。

「でも、コレステロールは悪いものだから薬を飲まないと」。と言う患者さんは多いですね。でもこれ、誰がそう言ってるんですか？　その意見はどこから入ってきたんですか？　自分はどう判断するんですか？　よく考えて欲しいんです。

コレステロールなんて怖がる必要ないですよ。栄養のいいもの食べたほうがいいですよ。卵の一つや二つ、三つ四つ五つ食べたってどうってことない。なぜかっていうとね、卵の中には黄身が入っている。黄身の中にはコレステロールがいっぱい入っている。だいたい300ミリグラムは入ってます。だけど、たくさん食べても、必要なければ体はどんどん外に出します。ぜんぶ吸収するわけじゃないんだから。必要な分を取り入れるだけで不要な分は出すんだから。なにも怖くない。文明堂のカステラでもなんでも食べていいんです。どこの誰が流しているのかしらないけれども、「コレステロールは体に悪い」キャンペーンに引っかからないで欲しいんです。コレステロールの薬、これのなにが悪いかといったら、気分がダウンすることです。日本の自殺者数はだいぶ下がってきて、2万人台になったけれども、それまで3万人を越えていた。そのときでも、コレステロールの薬を飲んでいる人のほうが、自殺率が高いんです。これは、JR東日本と帝京大の先生が調べたデータがあるんです。

中央線の電車への飛び込み自殺をした50代から60代の男性を調べると、ほぼ全員がコレステロールの薬を飲んでいたというんですね。コレステロールの薬とうつとの関係は昔から言われています。あっちが痛いこっちが痛いと心配で鬱々としている、ただでさえうつ気味の人にまでコレステロールの薬を飲ませる。薬一つとっても、よく考えなきゃダメなんですね。

コレステロールもそう、尿酸値もそう。ほんとうの病気なんてものじゃないんですよ。ほんとうの病気とはただ一つだけ、死ぬときの病気です。

皆さん、これまでもいろいろかかってきたでしょう。しんどいこと痛いこともたくさんあったはずですね。でも、生きてますよね。怖がることはないんですよ。怖いのは死ぬときの、ただ1回だけ。生き物だからこれはどうしようもありません。だから、もっと悠々と生きたほうがいいですよ。わざわざ医療機関に出かけて、無駄なお金を使ってどうするんですか。無駄な薬を飲んでどうするんですか。

血圧は低いところがあなたのほんとうの血圧

たとえば70歳の人だったら、年齢プラス90で160。この数字は、1日の中で一番低いときの数値です。ところが、今の医療は、一番高いところを見つけて「高い高い」と言っているわけです。病院に急いでやってくる。冬の寒いとき。健康診断でびくびくしている。そんなときに測れば高いのはあたりまえです。医師からすれば「お、しめた」ってなもんです。すぐに薬が出てきますよ。めでたく血圧の患者さんが一人生まれるわけですから。

一日の中で一番低いときが、自分の血圧なんです。これはぜひ見つけておいたほうがいい。のんびりしているときの血圧が、自分の年齢プラス90になることは、ふつうはまずないんですよ。だいたいの人は130とか140のはずなんです。そこが自分のほんとうの血圧です。

前にも書きましたが、たとえば、私が講演会とかで立ってしゃべっているとき、血圧は180ぐらいあるはずです。そうすることが必要だからです。階段を上っているとき、登るだけの血圧にしないと登れないんです。階段を上っているときの血圧を見つけて、「あ、高いね」なんて言っていることがおかしいんですよ。

大事なのは、自分の一番低いときの血圧を知っておくこと。自分の年齢プラス90を、大幅に超えているなら、大幅っていうのはたとえば119も越えていたら、救急車を呼んだほうがいいかもしれませんね。119番だから。それぐらいになると、薬飲んだほうがいいですよ。ただ、そんなことはまずないです。

私の場合だと、診察が終わったばかりのときで血圧は167。診察っていったって、こっちはただ座っているだけなんだから。それでも167。ですから、立って喋っているときは180になっているでしょう。

で、あるときね、温泉旅館に泊まったら、風呂場の横に血圧計が置いてあって、何となく測ったら、100とか110なんですよ。それが、自分がいちばんのんびりしているときの血圧なんです。だから、「あなたの血圧はいくつですか」って聞かれたら、「110です」って答えてます。それが自分の血圧なんだから。一生懸命高いところを見つけてどうするんですか。

ある人が歯医者にいって、治療が終わった後に測ったら、血圧200だった。そしたら、「この次からもう治療できませんからまずは内科に行ってください」と言われたっていうんですけれどもね。これもおかしいんですね。歯を「キイイーン」なんてやられて、普段そんなことやりませんからね。これは緊張しますよ。血圧が上がらないわけがない。

一番高いところを見つけて、「あなた血圧高いですね」。これがおかしいんです。一番低いところを見つけて、年齢プラス90。それを大幅に超えていたら、さすがにこれはおかしい、と思ったほうがいい。でも、ほとんどの人はそんなことないんですよ。

少し痩せるように心がける

血圧なんてもう怖がる必要ないんです。血圧ではまず死なないですから。全死亡原因で、１００人のうち、高血圧が原因の脳出血で死ぬ人は統計的に１人以下ですよ。なのに多くの人が血圧を怖がってびくびくして、そこにお金を使っているわけです。そんな無駄なことしてどうするんですか。

血圧の基準値がどんどん下がっているように、糖尿病も基準がどんどん下がってきています。ヨーロッパやアメリカでは、日本よりはるかに基準値が高いんです。糖尿病の人ならご存知だと思うけれども、ヘモグロビンA１Cっていう、総ヘモグロビンの中のグリコヘモグロビンという基準が、日本では５・８ぐらいでやってるけれども、ヨーロッパでは７・９までは正常という国もあるぐらいです。日本では６・２ぐらいでも、「うわ〜高いですね。糖尿病ですね」なんて言われて薬が出てきます。でも、6・5でも7でも、なんの問題もないですよ。7・9まで正常っていう国もあるんだから。

こうやって基準値を下げていくことで誰が得をするのか儲かるのか。医療機関ですよ、薬屋さんですよ。だから基準値を下げたいんですよ。こういうのに引っかかっちゃダメです。

ただし、もし糖尿病だ高血圧だと言われたら、まず、体重は落としたほうがいい。すごく太っている人が糖尿病の薬を飲んでいる。薬よりも痩せたほうがいいです。「じゃあどうしたら痩せられますか?」って、そりゃ、食べなきゃ痩せられますから、そこは簡単です。食べなきゃ痩せる。これしかありません。

街の本屋さんには、食べても痩せられる式の本が沢山売られていますがそんなことがあるわけありません。食べれば肥る、食べなきゃ痩せる。ただこれだけです。食べるのは本能ですから、食べないのはつらいです。つらいですがこれを乗り切るしか痩せる方法はありません。いくら経っても痩せなければ、それは食べたから痩せなかったのです。自分の意志が弱かったからです。食べたいという誘惑に本能に、ただ負けただけです。

多少食べなくたって死にません。私のところの患者さんでも、「先生、お腹が空いて目が回るんです」なんて電話してくる人がいる。「じゃあ、目が回ってからきてください」って答えてます。私の医師人生の中で、実際に目が回っている人なんて見たことないですからね。

基本的には、なにを食べてもいいんです。いいんですけれども、よく噛んでゆっくり食べるということですね。「いただきます」「ごちそうさま」と感謝して食べる、ということです。

でも、糖尿があるなら甘い物はなるべく食べないほうがいい。炭水化物、ご飯、パン、うどん、芋等はなるべく少量にしましょう。それとなにより、食べ過ぎないこと。腹八分です。超肥満にならなければいいんです。少々太っている人のほうが長生きしているという論文はいくらでもあります。こう言うと安心する人が、この本をお読みの方の中にもけっこうおいでだと思いますよ。

でも、もし皆さんの中で、高血圧だとか糖尿だとか、腰が痛い膝が痛いっていう人がいたら、やっぱり痩せたほうがいいです。まずは標準体重を目指してください。標準体重とは、たとえば身長160センチの人だったら、1・6×1・6×22＝56・32という数式になります。この数式を覚えておいてください。ぜひ勇気を持って、自分の意志を出して、ちょっと糖尿だなとか、どこかが悪いなとか思うんだったら、やっぱり痩せましょう。

最近体を動かしてないな、と思ったら、とにかく動くことが大事です。「雨が降ったから今日は運動できない」なんていう方もいますけれども、それは言い訳っていうもんですよ。家の中だって、30センチ四方あれば体を動かすぐらいできますよ。それでも、「私はどうしても痩せられない」っていう人もいますね。「私は水を飲んでも太るんですよ」なんて言う人が。そんな人はほんとうに水だけ飲んでいればいいんです。そうすれば必ず痩せます。自分に対しては、言い訳は無用でいきましょう。「私は小食なんです。野菜メインなのに太るんです」なんていう方もいますね。で、聞いたら野菜の上にどっさりマヨネーズかけてるとか、これは高カロリーですよ。「食べてない」って言うけれども、たいていどこかで食べてるんです痩せるために、サプリだのなんだのあれやこれやお金を使うのもどうかとは思うんだけれども、標準体重にしたほうが、やっぱりいいとは思います。でも、長生きと体重については、糖尿や高血圧の場合は別ですが、あまり関係はありません。まあ、食べたいものをおいしく、よく噛んでゆっくり食べる、ということですね。おいしいものを食べるときは、やっぱりみんな幸せな気持ちになりますから。

食べ物は植物性

天風先生が常々言われていたのが、食べ物はとにかく植物性、ということです。ただ、肉がダメとか魚がダメとか卵がダメとかいうことではないんです。野菜や果物を中心に植物性のものを積極的にとる、ということなんですね。植物性７、動物性３という割合ですね。現代では、植物性の食べ物だけで生きていくのは一般的に難しい。私自身も、心がけてはいるけれども、徹底したベジタリアンにはなれない。動物性のものを避けて通るというわけにはなかなかいきません。

食べ物に関しては「なにを食べたらいい」という科学的根拠はないんです。たとえば「納豆がいい」とマスコミが言うと騒ぎになるけれども、確かにいいのかもしれないけれども、科学かと問われるとそうではないんです。毎日納豆食べてる人が長生きするかもしれないし、逆に寿命が短いということもあるかもしれない。これはまだわかっていないんです。

ただ、最近はやたらと「肉、肉」とメディアが騒ぎすぎですね。日本でも、お隣の韓国でも、牛肉をこんなに食べるようになったのは戦後のことですからね。薬と同じで、肉や肉用の餌をたくさん売りたいという大きな力がどこかにあるのかもしれません。実際、人間という生き物は弱いから、獣を捕るようになったのは、地球の歴史からすると割と最近のことなんです。日本人なんてのはもともと植物性の身体になっている。人間は雑食だけれども、本来は肉食の生き物ではないともいえます。

でもまあ、食べ物に今のところ科学はないんです。食べたいものを食べればいい。ただ、植物性中心のほうがいいだろう、ということです。

骨粗鬆症薬の副作用は、骨粗鬆症

骨粗鬆症、これも骨粗鬆「症」なんて言っているけれども、年齢が上がってだんだん骨が丈夫になっていくわけがないんだから、それを「症」だなんておかしな話です。たとえば、白髪は病気じゃないですね。白髪「症」なんてないわけです。これが骨になるとなぜか骨粗鬆「症」になる。白髪1本黒くできない医学ですよ。薬だ注射だで、骨粗鬆症が治る、わけがない。心がマイナスだから、「骨が脆くなってるらしいけどどうしよう」って薬を飲みたくなるんです。そんな薬飲んだり注射したりしたら、余計に骨が脆くなりますよ。骨折率が高まりますから。骨粗鬆症の薬の副作用は、骨粗鬆症です。

こう言うと眉に唾をつける方もいるけれども、これは科学ですよ。最近は、大学の医師たちの中でも、骨粗鬆症の薬は出さなくなってますね。

これは2006年に、歯医者さんが見つけたんです。骨粗鬆症の薬を飲んだり注射している人のほうが、骨が脆いんですね。

今はインプラントの時代ですね。インプラントっていうのは、骨よりも硬い金属を入れるわけです。たとえば下のアゴに入れるでしょ。そうすると、骨粗鬆症の薬を飲んでいる人のほうが骨が脆くなっていて、骨が割れちゃうんだそうです。それから、世界中の歯医者さんが骨粗鬆症の薬の危険性を言いだした。

白髪1本黒くできないのに、骨粗鬆症の薬なんておかしな話なんです。効くわけがないんです。じゃあどうすればいいか、2、3キロのリュックでも担いで歩いたほうがいいです。時々でいいんです。塩でも砂糖でも小麦粉でも入れて、重いもの持って歩いたほうが、骨は丈夫になりますから。あと、小松菜食べたりブロッコリー食べたりするほうがよっぽどいいんです。

認知症の薬も同じです。飲んでも治りません。進行を遅くさせるということもありません。

整形外科に行って薬飲んでも治らない。電気かけても湿布貼っても塗っても同じ。そんなものにお金かけてどうするんですか。そりゃ貼ったり塗ったりしたら気持ちはいいかもしれないけれども、気持ちがいいってだけでお金使ってどうするのかと思うんですね。

だからそこは、先ほど上げたキーワードの、「我慢」です。「覚悟」です。膝が痛い腰が痛い、それはたいてい歳なんですよ。年齢で変化してきたものなんです。元から治す薬はないんです。そりゃ、痛くてしょうがなくて日常生活が送れないっていうんなら行ったほうがいいかもしれない。だけど、少々の痛みは、しょうがないと思ったほうがいい。

治るものは治る、治らないものは治らない

ちょっと自分の話をさせてもらうと、２０１６年の5月25日に、突然左の耳が聞こえなくなったんです。突発性難聴というやつです。そうなったのが医師仲間との会議中でしたから、居合わせた医師たちは、すぐに病院に行け、今行け、と言うわけですよ。早く行かないとほんとうに聞こえなくなる、たいへんなことになるからすぐ行けと。実際、医学書にもそう書いてあります。「早く病院に行ったほうがいい」

「聞こえなくなるかもしれない」と。うちの女房も行けって言うんだけれども。で、私、行かなかったんですよ。そんなもの、行ったたって行かなくたって同じだと思ったもんですから。

突発性難聴っていうのは難病なんです。難病というだけあって原因不明なんです。原因がわからないんだから治療方法もないわけですよ。こういった治療方法がないものには、プレドニンっていうステロイドが出てくるだけなんです。それで1週間も2週間も入院させられるわけですよ。私はね、耳は二つあるわけだから、一つぐらい聞こえなくなっても、まあなんとかなるんじゃないかと思って。でも、とっても不自由だったですね。これは初めての経験で、とっても不自由でした。ただ、2週間ぐらいしたら、ちょっとずつ聞こえだしてきたんですよ。ひと月もしたら治ってましたね。「松本、よくやった、それでいいんだ」と天風先生のお声が聞こえてきたような気がしました。

私の場合は、たまたま治ったんでしょうけれども、早く病院に行っても同じことだったでしょう。むしろ、プレドニンなんて余計なものを体に入れるほうがよくないですよ。

これでわかったことはやはり、天風先生の言っておられた「治るものは治る、治らないものは治らない」、っていうことなんです。

突発性難聴になる2週間ほど前だったかな、帯状疱疹、ヘルペスがばーっと出たんです。帯状疱疹が出る前の1週間ぐらい前から、左の鼠径部が痛くなってね。寝ていられないぐらい痛かったんです。車を運転していても、動くとビクーッと足先まで響くような激しい痛みがありました。その時点では帯状疱疹とはまったく気付かなかった。そしたら1週間ほどして帯状にブツブツの疱疹がばーっと出てきて、ああ、このせいだったのかと。

で、だいたいこういうとき、皆さん病院行くでしょ？　行ったたって同じなんですよ。こんなのは、水疱瘡の名残が出てくるだけであって、そのうち治ります。必ず。

早く病院行ったほうが痛みが少ないという人がいます。そんなの嘘ですよ。医師仲間や看護師さんが早く注射をしよう、薬を飲もうと言ってくれました、注射したり薬を飲まないと後で痛みがのこるからと。だけど私は注射は勿論、一粒の薬も飲まなかったし塗り薬も使わなかった。でも治りましたよ。まだ跡がありますけどね。痛みなんか残りませんでした。痛みが残る人は何をやっても残るんです。早く注射したから、しないからではありません。沢山のヘルペスを診てきましたが、実際にそうでしたね。

帯状疱疹は子供の時に罹った風疹が原因です。風疹はウイルス性の疾患です。ウイルスに効く薬はないと先に書きました。世間ではあるかのように言いますが、そんな薬や注射は本来ないんですよ。風疹は2週間で治る軽微な疾患です。死にません。怖がるほうがおかしいんです。

これも結局、不安で心がマイナスになっているもんだから、「やっぱり行っておこう」なんて無駄なお金を使うんです。少々痛くってもかゆくても、耳鳴りがしようが目まいがしようが、くしゃみをしようがそんなものどうでもいいんです。

天風先生はいつも言われていました。「治るものは治る。治らないものは治らない」。なかなか受け入れがたい言葉ですが、本当にそう思います。

「治るものは治る、治らないものは治らない」これは真実ですね。「それを言っちゃあおしまいよ」と思うかもしれないけれども、実際そうなんだから。私は今この言葉が本当に心の底からわかるようになってきましたね。若いときはとても理解できませんでしたけれども。

なぜバカは風邪をひかないか

皆さんが不安がるほど、医学は進歩していないんですよ。たとえばウイルス性疾患だとね、はしか（麻疹）一つとっても、私が大学を卒業した50年前と変わってないんですよ。はしかはウイルスが原因でなる疾患です。だから未だにはしかに効く薬はありません。こんなにポピュラーな疾患なのに薬はないんです。ここをしっかり押さえてくださいよ。ウイルスに対して、薬はないのです。

インフルエンザも同じです。ウイルス性疾患ですから薬はありません。

エボラ出血熱にも残念ながら薬はありません。ウイルスが原因だからです。致死率の高い感染症ですが薬はありません。できないんです。ウイルスだから。

エイズもウイルス性疾患ですから、根本から治す薬は作れていません。日本脳炎にも薬はありません。リンゴほっぺ病にも薬はありません。ノロウイルスも、もちろん、２００種類のウイルスが原因の風邪にも薬はありません。

しかしウイルスよりもはるかに大きな細菌には、効く薬はあります。ペニシリン等の抗生物質です。結核や連鎖球菌などには薬があります。でも細菌よりもはるかに小さなウイルスには薬はないのです。ようやくウイルスが原因のC型肝炎に効く薬が出てきましたが、薬はこれくらいでしょう。

それなのになんだか、まるでウイルスに対して効く薬があるかのように医師も国民も思っている。違うんです。新型コロナにしたって、薬なんかないんだから。何度も言いますけれども、案外医学は進歩してないんです。まあ、最先端のところで、たとえば心臓移植だとか、そういうところでの技術は進んでますよ。でもそれは、99パーセントの人がかからないような分野です。もっと一般的な、皆さんが普段かかるような感染症については、そんなに医学は進歩していないんです。

だから、病院だの薬だのに頼ろうとする前に、自分の自然治癒力を高めるようなことをしたほうがいいんですよ。明るく朗らかに笑っていればいいんです。熱が出たらしめた！　下痢したらしめた！　寝ていればいい。咳が出たら、鼻水が出たら、体がウイルスを、ばい菌を出してくれているんだと思えばいい。そういうことです。

心が川上、なんです。大工さんの話を思い出してください。「私はノコギリはひくけど風邪はひかないことにしている」。これです。それと、私はいつも言っているんですが、「バカは風邪をひかない」ということです。

「バカは風邪をひかない」。この言葉、昔からありますよね。どうしてこんな言葉があるのか。これはちょっと、こういう言葉を使って申し訳ないんだけれども、バカっていう言葉を使わせてもらいますね。

どうしてバカが風邪をひかないのか。それは、裸で外に出されて雨が降ってきても雪が降っても、「寒いな、冷たいな、早くおうちに入れてよ」とは思うんですが、「風邪をひくんじゃないか」というふうに怖がっていないんです。

これがお利口さんで、心がマイナスになっている人が外に出されたら、「寒いな、冷たいな。早くおうちに入れてよ」。ここまでは同じですけれども、「このままじゃ風邪ひいちゃうよ」と考えるんです。

つまり、「風邪ひいちゃうんじゃないか？」なんて思うから風邪をひくんです。もし、冷たい空気が人間に風邪をひかせるんだとしたら、どっちもひくはずですよね。条件は同じなんだから。

私は大学で初めて北海道に行ったんですが、最初はびっくりしましたね。零下10度なんて経験したことありませんでしたから。お風呂屋さんから出てきて手拭いを半回転させるだけで、手拭いが棒のようになりましたからね。もし、冷たい空気が風邪をひかせるんだとしたら、北海道の人はみんな風邪ひいてますよ。冷たい空気が風邪をひかせるんじゃなくて、「風邪をひいたらどうしよう、インフルエンザだったらどうしよう」と思う心が、風邪をひかせているんです。

これが、バカは風邪をひかない、っていうことなんです。

風邪になったらどうしよう、インフルエンザになったらどうしよう、肺炎になったら？　お墓はどうしよう、生命保険はどうしよう。お利口さんはどんどんどんどん心がマイナスになっていくんですね。これはストレスですよ。だから風邪ひいちゃうんです。風邪はひかない、って思う気持ちが大事なんです。少々のことでびくびくしないことです。

これは、心筋梗塞でも脳卒中でもいえることです。脳梗塞もストレスですよって、テレビにもよく出てくる、脳外科の先生が言ってますね。「脳梗塞も心」。これも説明できるんです。「病気になったらどうしようどうしよう」と思っている。そういう心が、血液の中に流れている血小板、これは血液をサラサラと流す成分なんだけれども、血小板も自律神経の影響を受けているもんだから、びくびくしはじめると、これが固まっていっちゃうんです。血管も狭くなっていく。だから脳梗塞が起こるんです。脳梗塞も心・ストレス、これも科学です。

心臓でもそうです。心筋梗塞というのは、心臓を取り巻いている血管のところで、血液が詰まっちゃうんですけれども、これは怖いですね。25パーセントぐらいは即死します。だけどこれも、心なんですよ。歳をとって動脈硬化が起こるからなるんじゃなくて、「なったら困る、どうしよう」という心で起こるんです。びっくりした、怒った、悲しんだ。困ったり悩んだり、そう思うとなるんですよ。心なんです。

じゃあどうすればいいか、「笑っていましょう！」なんです。そうそう笑ってられないよっていう方もおいでかもしれないけれども、命をかけてまで怒ること、命をかけてまで心配することって、そんなにないんじゃないかと思うんですね。

乳ガンなんかでもね、今でも有名人が乳ガンになったりすると盛んに騒ぎますけれどもね、これが、強い悲しみを持っている人、たとえば旦那が亡くなりました子どもが亡くなりました恋人が亡くなりました、っていう女性と、そうでない女性とを比べてみると、強い悲しみを持った女性のほうが、5年後の乳ガン発生率が高いと言われることもあるんです。そりゃ大事な人が亡くなれば悲しいですよ。とっても悲しいでしょう。だけれども、引きずらないで、「そうだ、私は強く生きよう」と思って、「あはは」と笑っていたらどうですか？　ということなんですね。それが一番の病気の予防だからです。

だから私は、心身医学の立場から、プラス思考を説いているんです。適度な運動も食べ物に気を遣うことも大事。でもその前に大事なのは、心なんですよ。「笑っていたほうがいい」。何度も言いますけれども、これは科学です。ストレスで心臓病になって即死、とまでは言わないけれども、たとえば私が「レモン」と言ったとします。この言葉を聞いただけで、唾が湧いてくるでしょう。「うめぼし」なんて言うと、唾がじゅわっと湧いてきますよね。見てもいない食べてもいないのに、なぜ唾が湧いてくるんでしょうか？　それは心が、以前食べた梅干しのことを覚えていて、自律神経をとおして唾液腺に命令を出すからなんです。「病気になったらどうしよう……」と不安に思うのも、これと同じで、肉体に影響を及ぼすということなんですね。

びっくりしたり、心配すると心臓がどきどきします、時には不整脈もでます。心が心臓を支配しているからです。心配するだけで下痢する人もいます。胃が痛くなる人もいます。心が消化器系に影響を及ぼしたのです。どきどきすると顔が赤くなります、額に汗をかきます、背中にも汗をかきます、手にも汗をかきます。どうしてですか。心が汗を出したのです、逆に緊張すると口が渇きます。心が唾液腺に影響を与えたからです。ビックリして腰を抜かす人もいます、中には心臓が止まってしまう人もいます。命さえなくなってしまうこともあります。みんな心の仕業です。

だからいつものんびりと心を穏やかに保って笑っているのがいいんです。

ここでもう一度、人間も生き物であるということを考えてみましょう。人間は、大脳を発達させた生き物です。考える力を持った生き物です。この考える力で天敵をやっつけ、食料を確保して自身の命と子孫の繁栄を勝ち取ったのです。しかし大脳はまた他の動物にはない「悩み」を生みました。時間の観念を発達させたので過去を思い、未来を思いやります。これがまた悩みを産み出します。あの時ああやっておけばよかったのにと悔やみます、まだ来ぬ未来に対しては、ああなったらどうしよう、こうなったらどうしようと取り越し苦労をします。これが悩みです。

ライオンはおそらく悩まないでしょう。ウサギを捕まえ損なったライオンが夜、「うさぎがぴょんと左に逃げたとき、私はなぜ反応できなかったんだろう。悔しい！」。あるいは、「明日も捕れなかったらどうしよう」なんて考えていないと思いますよ。考えてたらごめんなさいだけど。

しかし人間は考えるのです。悩む生き物なのです。この悩みが自律神経の自然な働きを阻害します。阻害すれば肉体に悪い影響が出ます。病です。素晴らしい大脳を発達させたが、それをうまーく使いこなさないといけないのです。使いこなせないから、心身のバランス調和が乱れて病が発生するのです。

じゃあどうすればよいか? 心は自分のものですから自分でコントロールしましょう。怒ってはいけないと思ったら怒らない、悔やんではいけないと思ったら悔やまない、取り越し苦労がいけないと思ったら取り越し苦労をしないということです。それができるのが人間です。人間だからできるのです。だから万物の霊長なのです。

笑いは無料の医薬品

次は、プラス思考ということについて、お話しします。皆さんにはぜひ、「笑い」をやってもらいたいと思うんです。

笑いは、悔やむことや取り越し苦労や怒りや悲しみを取り除く一番簡単な方法です。しかも、誰にでもできます。人間はもともとそれができるようにできています。

笑いは無料の医薬品。しかも即効性です。たとえば、喘息の患者さんが夜中にやってこられて、注射をします。この注射でも、効いてくるには1分か2分かかります。でも、笑いはもっと即効性です。「あはは」と笑っただけで免疫が上がります。血圧は下がります。癌細胞も消えていきます。お金はかかりません。無料です。しかも副作用はない。あるのは「福」作用だけ。笑いすぎてアゴが外れる方がたまーにいらっしゃるぐらいです。

だから私は、「笑い」をすすめています。「一日百笑い」です。ぜひ、1日に100回は笑って欲しいんです。たとえば、朝起きてから今日1日、一度も笑っていない方もおられると思います。それじゃダメなんです。4歳の子どもは1日300回笑うそうです。もし身近に4歳の子どもがいたら、観察してみてください。たいていはケタケタ笑いながら走り回ってますよ。これが大人になるとどうなるか。1日15回だそうですね。70歳を超えたら1日2回だって言います。1日2回じゃダメなんですよ。やっぱり。

走り回っている子どもを見るだけでも、何となく笑顔になりますよね。笑うためのネタを探すんです。それと、自分から笑うことです。無理やりにでも、嘘笑いでもいいんですよ。嘘でも笑わなきゃ、誰が笑わせてくれるっていうんですか。今のテレビはテンポが早すぎて歳をとってくるとなにがおかしいのかよくわからない、お年寄りが笑えるのは「笑点の大喜利」ぐらいしかないっていう。だったらもう、自分で笑うしかないですよ。ためしに、明日の朝、起きたら「えへっ」と笑ってみてください。

ただし、明日の朝必ず目が覚めるという保障はないです。この本の読者の中にも、明日目が覚めない方もおられるかも知れない。でも、もし目が覚めたら、「これはしめた！」と思ったほうがいいです。自分の布団の上で目が覚めたのなら尚更です。だって、たとえば電車の中でこれを読んでいるとして、駅からの帰り道で倒れるかもしれないんですから。

病院のベッドで読んでいる人もおいでかもしれない。日本には124万のベッドがありますからね。病院で目覚める人もいるでしょう。今日の朝だってね、日本中でおそらく数千人の人が、「あ、今日も目が覚めた！」って喜んでいる人が、心から嬉しいと思っている人がいますよ。自分はもういつ死ぬかわからないって思ってる人が。それが、自分の家の自分の布団で目が覚めるんだから、こうれはもう、感謝感激ですよ。目が覚めたことにまず感謝しましょう。そして、「えへっ」と笑ってみてください。そうするとね、病気の元が逃げていきますよ。

私の好きな江戸時代の歌があります。

「目が覚めて今朝も嬉しや今日もまたこの世の人とあると思えば」

歳をとってくるとだんだん笑いの機会が少なくなってくるのはしょうがないのかもしれません。私なんかでも、子どもが小さい頃だったら笑い声で目が覚めたりしていたし、それで朗らかな気になりますからね。新婚当時だったら女房とくすぐりっこでもしたかもしれないけれども、今じゃさすがにね。しょうがないからってんで自分で自分をくすぐってもおかしくもなんともないしね。だから自分から笑っていかなきゃいけない。

尾籠な話になるけれども、おしっこに行くんだって、おしっこが出るだけありがたいって思っていいんですよ。だから、おしっこしながら「あははは」なんて笑ってみる。

日本では今、だいたい34万人が人工腎臓、透析ですよ。この本をお読みの方の中にもいらっしゃるかもしれない。１週間に２回ぐらい透析に行くんです。それで５時間か６時間か寝てなきゃならないんです。病院でおしっこを作ってもらってるわけです。それが、自分のものから、自分のおしっこが出た。これはありがたいことですよ。

黄色いおしっこね。これもありがたいことですよ。ほんとうに腎臓が悪かったら黄色くならないですから。白湯のようになっちゃう。黄色いってことは、自分の腎臓がしっかり働いてくれているからなんです。だから、笑いすぎてちょい漏れしたり、少々チビったりしても、それはそれでありがたいことだと思ったほうがいいんです。

大便だっておんなじ。日本ではだいたい30万人が人工肛門です。お腹に穴を空けてそこからビニールの袋をつけているわけです。これがまたたいへんですよ。おしっこは液体だからまだいいけど、大便は固体の場合もあれば液体の場合もある。これを処理するのはたいへんなことなんです。それが自分のお尻から出せているわけです。ありがたいことじゃないですか。

だから、今日からでも明日からでもいい。トイレに入って気張りながら、「あははは」と笑ってみましょうよ。おしっこやうんこがふつうに出ることがあたりまえと思っていたら大間違いなんですから。なんでも感謝ですよ。目が見える、耳が聞こえる、手が動く、これもあたりまえと思っていたら大間違い。手が動かない人、目が見えない耳が聞こえない人だっていっぱいいるわけですから。目が見えること一つをとっても、ありがたいことなんです。

それと、これもいつも言うんですが、朝起きて洗面所に行く、そこで笑いの練習をしたらどうですか、と。「おどける（戯ける）」という言葉があります。この言葉、ちょっと死語になりかけているようなんですが、たまにでもね、自分でおどけてみるのもいいんです。鏡を見て、笑いの練習をするんです。「あ」から順番にいきましょう。「あはあは、いひいひ、うふうふ、えへえへ、おほおほ」。これをやりながらずっと鏡を見ていたら、もう馬鹿馬鹿しくて馬鹿馬鹿しくて、笑うしかなくなりますから。これで笑えなかったらなかなか笑えないですよ。まずは嘘でも笑う練習をして、そこから1日をはじめてみてはどうですか。

笑うネタなんて意識していればいくらでもありますからね。これも私がいつも書いている話なんだけれども、「Can I help you?」というのは、「なにかお手伝いすることはありませんか？」という意味ですね。以前、日本航空を退職したアテンダントの方の話を聞きにいったら、これを「キャンアイヘルプユー？」と言っても世界で通じないって言うんです。じゃあどう言えば通じるかというと、「家内屁をプー」。これなら現地の人にもわかるっていうんですよ。

私ははじめてこれを聞いたときにおかしくてねえ。ひと月ぐらいおかしかったですよ。通勤の途中に「あ、今日はまだ笑ってないな」と思ったときに、これを思い出すとおかしくてね。だからね、なんでもいいんです。こういう笑い話を頭に入れておくんですよ。

奄美大島には毒を持つヘビがいる。ハブです。私もヘビが嫌いなんだけど、それが向こうから近づいてくる。で、聞いたんです。「お前、毒をもってるか？」と。

そしらたらヘビが「Yes I have」と答えたっていう。

どっちにしたって馬鹿馬鹿しい話なんだけれども、とにかく笑えるネタを探して、それをたくさんストックしておくといいんです。それでも大人は言いますね。「そうそう笑ってられないよ。一日百笑いなんて無理だよ」。なんて。なんでもいいんですよ。落語でも漫才でも。川柳でもダジャレでもオヤジギャグでも。川柳なんかでも面白いのいっぱいありますよね。最近は認知症の話も多いけれども、

「立ち上がり目的忘れてまた座る」

これなんか実際に私でもありますからね。なにか思いついてバッと立ち上がったのはいいんだけれども、その瞬間に何をしようとしていたのか忘れるという。あと、だんだん歳をとってくると、ときめきってものがなくなってきますよね。「最近ときめいてる？　ないよね？」「そうだなあ？」なんて。これもいいのがあって、

「妻の声昔ときめき今動悸」

「あんた～」なんて言われると若い頃は胸がときめいたんだけれども、今はもう、聞いただけでドキドキしたりする。

感謝して生きよう

感動して感謝して感激。これはいいです。感動、今はテレビでもネットでも感動ものがいっぱいありますからね。感謝もそうですね。ああ生きていてよかった、友だちがいてよかった、家族がいてよかった。

感動して感謝して感激する。これができると人間は強いですよ。夜、家に帰ってお風呂に入りますね。そこでも「ああ～今日も一日生きていてよかったな～」と思って感謝して、「あはは」なんて少し笑ってみましょう。歩いていて、ふと空を見上げて、雲の形が面白かったら、心の中で、「あはは」と笑ってみましょう。心の中で笑えばいいんです。声に出して笑うことはないですよ。歩きながらこれやったりしてると、友だちがいなくなっちゃいますからね。

どんなことでもいいんです。ちいさな感動、感謝、感激を見つけましょう。花でも雲でも虫でも、なんでもいいんです。

電車の中で座るところがなくてつり革かなんかに捕まっていたとしても、運が悪いなんて思わないほうがいいです。立ってることも大事だなあと、足腰の訓練だと思えばいいんです。それで、前に座っている人が面白い顔していたりなんかしたら、「くくく」なんてコッソリ笑うんです。なんにしても、嘘笑いでもいいから笑いましょう、ということなんですね。

でも、それぐらいのつもりでいないと、一日百笑いなんてなかなか難しいですから。一日中面白いテレビをやっているわけでもありませんからね。それと、「笑わせてちょうだい」っていうのはダメですね。自分が笑わせる立場にならないと。自分から笑い、笑わせる。そうしていると、体にいい影響があります。これはもう、科学ですから。

あとは、言葉に注意。「武士は食わねど高楊枝」です。腹が減ってても、「腹が減ると気持ちいいな～あはは」なんて笑ってるぐらいがいいんです。腹が減っただの暑いだの寒いだの、痛いだの滑ったの転んだの、アピールすることはないんですよ。「寒い寒い暑い暑い」なんて言っているときは、心がもう気温気候に負けているんです。それよりも「寒くて爽快ですね」とぐらいのことを言ってみてはいかがでしょう。あんまり言ってると友達がいなくなりますが。

夜寝るときでも、マイナス思考の人は「眠れなかったらどうしよう」なんて思って睡眠薬かなにか飲んだりするんだけれども、そんな化学薬品飲んでどうするのかって思うんですね。そりゃ、眠れないのは辛いですよ。気持ちはわかります。でも、寝ないからって病気にはならないです。もし、今日眠れなかったとしたら、今日我慢していればね、明日は必ず眠れますから。明日も眠れなかったら、明後日には眠れるでしょう。ダメならまた次の日……。それでいつまでも眠れなかったら、ギネスブックに申請すればいいんです。

言ってみれば、眠ってるときは死んでるようなものです。起きているときが生きているとき。だいたいね、誰でもそのうちにね、ゆっくり寝かせてくれるようになるんですから。二度と目が覚めなくなるんですから。だから今は、少しでも起きていられることに感謝するぐらいでいいんです。睡眠薬なんか飲んで寿命縮めることはないですよ。眠れないんだったらそれでいい。なにか趣味を見つけてこれをやってみようあれをやってみよう、本を読むとかなにかを覚えるとか、そういうことをして起きていていいんです。

楽しいことを考えるんです。人間は二つのことをいっぺんに考えられない。そりゃ、生きていれば嫌なことつらいこと痛いこと、たくさんありますよ。でも、それればっかり考えるんじゃなくて、楽しいことを考えてみてはどうですか。それを続けていくと、病院にも近づかなくてすむし、薬も要らない。むだな医療費をかけなくてすむんです。

ここまでお話してきて、どこまでご理解いただけたでしょうか。結論としては、やっぱり、皆さんが思っている「病」というものは、ほとんどないんですよ。よっぽどのことでない限り、医療費なんかに大事なお金を使う必要はないんです。たまには豪華な旅行でも行ってみるといいですよ。医療費は高いですからね。確定申告の時に確認してみてください。改めて眺めてみるとずいぶんお金を使っている人も多いんじゃないでしょうか。そんなの、使わなくてもいいお金なんですから。

予防注射はしない、風邪薬なんて飲まない、健康診断もやらない。そうすればお金も貯まりますよ。心をプラスに、ネガティブな情報に惑わされないように、自分の体を信じて、楽しく人生を送りましょう。

第2章　マイナスの心をプラスにする方法

第1章で、怒ってはいけない、心配してはいけない、不安も悩みもいけない、愚痴や不平不満も言うな、いやなことは忘れろ、マイナスの心をプラスにしろ。いろいろなことを言いましたが、ではどうしたらそういう心になれるのか。肝心なことを書いてなかったことに気づきました。これでは画竜点睛を欠くというものです。

天風先生の教えは「暗示を科学的に利用」した方法です。しかし暗示ってなに？ 効果があるの？ と思われる方もたくさんおいでだと思います。半信半疑に暗示の方法を実践していくのでは、なかなか道のりは遠くなってしまいます。ああ、暗示とはそういうものかと、胸にすとーんと落としてから実行すると、この方法がぐんぐんと身につきます。そこで暗示とはこんなものだ、こういう力だということをわかりやすく解説してみます。

暗示とは?

暗示というのは、「それとなく人に知らせること」、「意識せずに知らず知らずのうちに心の中に入ってくるもの」をいいます。

暗示には他人がかける「他面暗示」と自分で自分にかける「自己暗示」があります。誰かがあくびをすると、つい自分もあくびをしてしまうことがあります。それを「他人の暗示に応じた」といいます。だれかがトイレに立つと急におしっこがしたくなったりします。これも一つの暗示です。

だれかがレモンをかじっているところを見て、唾液が口に出てきます。自分が食べてもいないのに唾が出てくる、自律神経が唾液腺に影響を与えたのです。心が肉体に命令しているのです。子どもは誉められて育つといいますが、これも暗示の効果です。「上手だね」「頭いいね」と誉められると、子どもはその気になります。自信が生まれます。できないこともできるようになります。

これが暗示の効果です。人の心には、自分では思っていないことでも他人の言葉や態度に感化される、影響されるという特性があるのです。これを応用しようというわけです。

催眠療法

医療にはこの暗示を応用して心の病を治す催眠療法というものがあります。この療法は、人によっては驚くほどの効果を発揮します。本人も「どうしてよくなったんだろう?」と驚きますが、施術者のほうも「どうしてこんなに効くのだろう?」と驚く症例が実際にあります。

私はこの療法で暗示の効果を実感したことがあります。私の経験した症例をいくつかご紹介します。

「バスに乗ると動悸がしたりめまいがする。安心してバスに乗れない」という患者さんがいました。この人にバスに乗ってる状況を心に描かせ「今あなたは気持ちよくバスに乗っています。心臓はどきどきしていません。めまいもありません。もうそろそろ駅に着きます」と何度も言い続けました。すると、その患者さんは本当にめまいも動悸もなくバスに乗っていると思い込んでしまうのです。その後、バスに平気で乗れるようになりました。暗示の効果です。

ある高校生の女の子のケースです。彼女は階段の前に来ると急にめまいがしてその場にすくんでしまい、階段が上れないというのです。そのために数カ月間、学校に行けない状態でした。総合病院の耳鼻科や脳神経科に入院して色々な検査を受けましたが、どこも悪くない、治療方法がないと言われ、私の診察を受けにきました。私は彼女に「大丈夫だよ、階段の下にいるけどめまいしないでしょう。さあ階段を一段上ってみましょう。ほらできたでしょう。次の段も上ってみましょう。平気ですね。さあもっと上ってみましょう」という暗示の言葉をかけました。驚くことに1回の、わずか10分ほどの催眠療法で階段恐怖症が治り、彼女は元気に学校に通うようになりました。言葉の暗示に彼女の心が反応したのです。

別のある男性の例です。彼は仕事で車を運転することが多いのですが、最近になって、三車線の道路で真ん中を走っていて交差点で止まり、横に大型トラックが止まると急に汗が出てくる、動悸がしてパニック状態に陥るというのです。精神科でパニック症候群の診断を受け、薬が処方されました。しかし薬を飲んでも治らないので、私のところに診察を受けにきました。

この人にも「大丈夫だよ、隣に大型トラックが止まっているが気分は爽快だよ、信号は青です。ゆっくりアクセルを吹かしてみましょう。大丈夫でしょう」と暗示の言葉をかけました。そうして次週の診察を予約して帰りましたが、1回で治りましたと連絡を受けました。

次は、私が初めて催眠療法をした患者さんのケースです。

彼女はストレス性の禿頭症（いわゆる十円ハゲ）で皮膚科を受診した後、風邪薬をもらいに私のところに受診に来ました。内科の診療をした後「どうしてストレス性の禿頭症になったの」と聞いたら、数カ月前から朝のゴミ出しに行けなくなり、仕方ないので夜中にゴミを出しに行っている、と言うのです。原因は不明でした。「催眠療法してみる？」と聴くと、「お願いします」というので、さもベテランのようなふりをしてやってみました。「ゴミを出しに行っても大丈夫ですよ」と週に一度、言い続けたのです。８回目が終わったとき、朝の出勤時にゴミ出しができるようになった、というのです。余談ですが、その患者さんはその後、天風会に入会しました。

相撲でも、力士は自己暗示をかけて勝負に臨んでいます。小さな身体のお相撲さんなどは特にイメージトレーニングをします。自分よりはるかに大きい相手を得意技で投げているところをイメージしています。何度も何度も心に描いています。小兵で有名だった舞の海さんもイメージトレーニングをしていました。怖いほど大きな横綱曙関をあの手この手で翻弄させるところを何回もイメージし、曙関を倒したのです。舞の海さんは小さな身体でありながら見事小結まで出世しました。

天風道は、暗示を巧みに、科学的に応用した方法です。

暗示というものを、心の底から理解すると、この方法の効果はいっそう高くなります、早く身につきます。ただ単に「頑張れ」「信念持て」「心配してどうなる」「くよくよするな」「元気出せ」「そんなこと忘れてしまえ」と、「心がけ」だけをまくし立てているのが世間です。

「心がけ」だけでは人は変われません。「心がけ」は方法ではないのです。変わる「方法」を実践しなければ心は変わらないのです。

天風先生の自己暗示の方法はまさに科学です。心の科学です。

心の科学を、心の強化法として取り上げ理論化したのが中村天風なのです。

天風先生の説く自己暗示で自己を改造していきましょう。

マイナス思考をプラス思考に作りかえましょう。

観念要素更改法

「心の中を整理整頓する」。天風会ではこれを「観念要素更改法」と名付けています。言葉だけだとちょっと難しいですね。観念とは心です。心の要素、心の倉庫の荷物を整理整頓して、マイナスの考えをプラスの考えに改める方法です。

なぜあなたはマイナス思考人間になったのでしょう。

それはあなたの心の奥の奥がマイナス思考でいっぱいだからです。なにかを考えようとするとすぐにマイナス方面から考えてしまいます。心の倉庫にあるマイナスのものが、どんどん外にあふれてくるからです。

例えばちょっと胃が痛いと、「胃潰瘍？　いやいや胃癌かも、なんて思います。どこの病院に行こうか、手術になったらどうしようか、手術しても治らないで死んだらどうしよう、お墓はどうしよう、生命保険はどうだっけ」なんて、果てしなく先の先を心配したりします。あなたの心の倉庫にマイナス思考が山と積まれているからです。

心がプラス思考であふれている人ならどうでしょう。

「胃がちょっと痛いけど、胃ぐらいたまには痛くなるか。しばらく様子をみるか」とのんびり構えます。病院だの手術だのお墓だの生命保険だのは心に浮かんできません。心の倉庫にマイナス思考になるものが置かれていないからです。

足がしびれたり、手がしびれたりくらいは誰にでも起こります。マイナス思考の人は、「脳になにか異常がおきたのではないか」「CTを撮りに行かなきゃ」「いや、MRIのほうがいいか」「入院の準備は」などと、悪いほうへ悪いほうへと連想していきます。最初から最悪の事態ばかりを考えて心を悩ませるのです。これが「取り越し苦労」です。最悪の事態なんて、そう滅多には起こらないものです。「起こったら起こった時に考えよう」ぐらいに、のんびり考える癖をつけていかないと愉快な人生は送れません。そのためにも、まずは心の大掃除と整理整頓です。マイナスのものを放り出して、プラス思考のものだけがあるという状況を作り出しましょう。

命令暗示法

自己暗示という方法で解決するための第一歩です。

まず、夜、床に就く前に、鏡の前に立ち、自分の眉間を見つめてただ一言。「おまえは信念が強くなる！」と自分に命令するのです。自己暗示です。これを毎日かけ続けると、心はその気になってしまうのです。

大きな声でなくてもいいのです。小声で構いません。自分の顔を鏡に映して、自分を「おまえ」と、他人に命令するように自分に言うのです。真剣に。

「おまえは信念が強くなる」。この言葉が基本です。日本人ならなんとなく「信念」という言葉を理解できるはずです。「信念ないやつだな」と言われた経験はありませんか？　他人に言われなくても、「自分は信念がない」と情けない思いをしたことの一度や二度はありませんか？

苦手な数学をなんとかしたいと思うなら、「おまえは数学に強くなる」でも構いません。感情にまかせてに怒ってしまうことを反省するなら「おまえは怒らない人間になる」でいいのです。おねしょが治らないなら「おまえはおしっこしたくなったら目がさめる」と暗示をかけるのです。

先に紹介した催眠療法も時には大きな効果を発揮しますが、これは他面暗示です。現実には、他面暗示をかけてくれる他人はなかなかいません。自己暗示は自分で自分にするわけですから、確実で長続きする方法なのです。

他人からなにか言われると、「おまえになんか言われたくない」と拒否したくなるものですが、自分で自分に言うとなると「おまえなんかに言われたくない」と拒否できません。自分が自分に命令しているのですから。自己暗示の強みはここにあります。ただその際、「信念を強くして下さい。お願いします」と言ってはいけません。お願いをすること、なにかに頼ろうとすること自体がマイナス思考だからです。自らに厳として言い聞かせるのです。これは忘れないでください。

連想暗示法

命令暗示をして床に就きました。枕に頭をつけたら、もう余計なことは考えません。今日あった嫌なこと、まだ来ぬ未来のことなどをくよくよ考えないのです。その日なにか嫌な出来事があっても思い出したりしません。過去を悔やみません。先の心配はしません。眠る前のマイナス思考は、どんどん心の奥底、倉庫に貯まってしまうからです。

本来動物にとって、夜は危険が多い時間です。いつ夜行性の動物に襲われるとも限りません。夜はマイナス思考を生みやすいのです。夜のマイナス思考は昼間の思考に影響を及ぼします。ですから、床に就いたらマイナス思考はしてはいけないのです。それでも眠る前に、心にどんどんマイナス思考が浮かんでくることはあります。そこで使うのが、この連想暗示法です。

人は二つのことは同時に考えられません。嫌なことを考えながら楽しいことは考えられません。楽しいことを考えているときは嫌なことを思い出しません。だったら楽しいことを考えましょう、というのが連想暗示法です。マイナス思考が入ってくる余地をなくしてしまえ、ということです。これでプラス思考のあなたが誕生する基礎ができてきます。

断定暗示法

朝になって目が覚めたら、今度は断定暗示という暗示法をします。鏡に映る自分を見て、あるいはガラス戸に映るシルエットでも構いません。眠る前に「おまえは信念が強くなる」と言いましたが、朝の場合は「おまえは信念が強くなった」と断定します。これが「断定暗示法」です。これで1日をはじめるのです。

催眠療法の項でもお話したように、人は暗示によって心が左右されます。命令暗示法、連想暗示法、断定暗示法、この三つを毎日続けていくと、心はどんどん強くなります。マイナス思考でいっぱいの過去の自分ではなくなっていきます。自分がなりたいプラス思考の人間に変われるのです。自信のある、溌剌颯爽とした自分にです。

「付帯事項」

天風哲学の「観念要素更改法」には、三つの暗示の他に、付帯事項というものがあります。「付帯事項」という名称になっていますが、付け足しでは決してありません。心を変える大きな要素です。各種の暗示よりも大切なものだと私は考えています。

それは　言葉、笑い、感謝の三つです。

まず､言葉です。日常、しゃべる時には決してマイナスの言葉は使わないことです。

なぜマイナスの言葉は使っていけないのか。それは、使えば使うほどマイナスの言葉が心の倉庫にどんどん入っていくからです。心の倉庫にマイナスの考えが貯まっていくからです。マイナス思考の言葉というのは、「嫌だ」「つらい」「悲しい」「寂しい」「助けてくれ」「だめだ」「おれなんか」等々、愚痴や不平不満の言葉です。暑いだの寒いだの疲れただのというのもマイナスの言葉です。自分の口からでる言葉は、明るい言葉、勇気ある言葉、爽やかな言葉だけにしようというのです。

言葉は強い暗示の効果をもっていますから、決してマイナス言葉は使わないくらい強い覚悟をもつことが大切です。自分を傷つける言葉を使わないだけでなく、相手を傷つける言葉も絶対に口にしないことです。人の悪口を言ったり、呪ったり、けなしたりは他人を傷つけるマイナスの言葉ですから、言ってはいけません。

続いて笑いです。私は新型コロナの特効薬を持っています。それが笑いです。

診察室で熱のある患者さんを診ることはしばしばあります。新型コロナ流行の期間でも、私は普段の風邪を診る時と同じです。防護服は着ません、フェイスマスクも手袋も、マスクもしません。消毒なんて一切しません。天風会員ですからワクチンも一切していません。それでいて患者さんに30センチの近さまで顔を近づけて喉の診察をします。時には目の前でハーックションなんてくしゃみをされるときがありますが、診察を続けます。

患者さんを診た翌日、看護師さんから「昨日の患者さんPCR陽性でした」と告げられることがしばしばあります。そういう場合、私はすぐに天風製薬の「ウソ笑い」を飲みます。心の中で笑うのです。これが私のコロナ特効薬です。看護師さんが傍にいなくなったら声を出して「ハハハハッハ」と声を出して笑います。これが特効薬です。最高のワクチンです。こうしてコロナの時期を、濃厚接触者に何度もなりがら、一度もかからずに乗り切ってきました。笑いはコロナだけの特効薬ではありません。どんな病にも効く万能薬です。心の病には特に効きます。

みなさんも、ご家庭に、お手元にこの万能の特効薬を置いておきましょう。

感謝については、第1章「感謝して生きよう」にたくさん書きましたので、読み返してみて下さい。

三勿

さらに天風先生は提案しています。三つの悪いことはする勿《なか》れと言うのです。三つの悪いこととは、怒り、怖れ、悲しみの三つです。「怒らず」「怖れず」「悲しまず」すなわち三勿《さんこつ》です。この三つは絶対にしてはいけないのです。

怒りという感情は、現代人にとっては必要のない感情です。人間が原始人であったころには自分の身を守るためには必要な感情だったでしょう。しかし、現代人にとって身を守るために必要な感情ではありません。怒りは自分の感情を自分がコントロールできないでいる姿です。我が儘を表している感情です。この感情を強く発揮すると、自律神経を通して肉体に悪い影響を及ぼします。命の力を奪うのです。

また、怖れや悲しみの感情は消極的心の表れです。つまりマイナス思考です。身体に悪影響を及ぼす感情です。ですから、これらもすっぱりと止めましょう。

三行

三勿をしない代わりに、おおいにしていただきたいのは三行、即ち、正直、親切、愉快にの三つです。天風哲学ではこれを三行と呼んで推奨しています。

正直、親切はとてもよい行いです。すればするほど心がプラス思考になります。ウソついて他人を欺せば、多くの人には悔やむ気持ちが残ります。悔恨はマイナス思考です。

他人に不親切な行為をすれば、これも後々まで、嫌な想い出として心にしこりを残します。マイナス思考が尾を引いて残るのです。

正直、親切を常に行う気持ちで生きていくと心が明るくなります。

愉快に、はもちろんプラス思考です。

愉快にするだけで免疫機能はぐっと高まります。心の病もどっかに飛んでいってしまいます。愉快だ愉快だと心の中で言ってみるだけで、心は愉快になります、マイナスの心は消えてなくなります。愉快という言葉は魔法の言葉です。

積極観念養生法

観念要素更改法で、心はずいぶんきれいになりました。プラス思考が充満してきました。しかし時としてふっとマイナスの考え方が心に浮かんできます。マイナスの心で日常生活を行っている自分を発見します。

その時に行なうのが、次の積極観念養成法という方法です。

積極観念養成法には、

１・内省検討
２・暗示の分析
３・交人態度
４・苦労厳禁

5・正義の実行

の5つの方法があります。

観念要素の更改をしても、集中力がないといつしか元にもどってしまいます。消極的方面に傾いてしまいます。それを防ぐのが積極観念養成法です。積極観念を作り出す方法です。この方法を常に行なうことを心がけると、いつでも積極的観念を作り出せるようになります。習慣づけられるので、いざというときに、やろうと思わなくても、何事に対しても積極的に対処できるようになるのです。いつでも、どんなときでも心を明るい方向にもっていく適正な方法です。

内省検討

読んで字の如くです、自分の内なる考えや行動などを深く省みることです。反省です。自分の今の心が積極的か消極的かを客観的に観察してみようというのです。

とかく心は自分に都合のいいように流れます。そこで、自分の心を厳かに監視するという心構えが重要になってきます。第三者の目で検討してみましょうというのです。今、自分は怖れているのか？　悲しんでいるのか？　怒っているのか？　積極的であればよし、消極的であればすぐになおす。

つまり内省検討を常に行なって、心を監視しようというのです。こんな心ではまずいなと思ったら、すぐさま心をプラス思考に切り替えるのです。過ぎ去った過去を思い出し、あの時ああすればよかった、などと悔やむ心が出てきたらすぐに打ち消してしまいましょう。むかっとした心、怒りの心、怖れの感情が湧き出てきたらすぐに打ち消して、楽しい方向に心を持っていきましょう。失敗したとき、ああどうしようどうしようという不安の心が湧いてきたら、こんな心ではだめだ、今の自分の心はマイナス思考だ、プラス思考ではないと内省検討したら、大丈夫大丈夫だと打ち消し、心の中でえへへと笑ってみましょう。プラス思考になってもう一度考え直してみましょう。他人の失敗を喜んでいるような心が湧いてきたら、これではいけないと心の中で打ち消しましょう。

不正直な心が湧いてきたら、これもすぐに打ち消します。なんだか心が落ち込んでくるような気持ちになってきたら、いかんいかんと打ち消して、すぐさま笑いの体勢に入るのです。

暗示の分析

人間は暗示の世界の中で生きています。言語、文字、行動、現象などなど、見たもの感じたものすべて、自分の心に入ってきます。テレビ、ラジオなどから暗い話、腹立たしい話が流されてくると､自分の心も暗く､怒りで一杯になることがあります。日常の報道には「いいね、えらいね、笑っちゃうね」など、ほのぼのした話題は少ないものです。殺人、戦争、ひったくり、詐欺、事故など暗い話題で溢れています。心に何の用意もなく生きていると、こういった消極的なものに感化を受けて、自分も消極的になってしまいます。人は、消極的なものには無条件に共鳴しやすいのです。だから、暗示をいつも監視しておく必要があるのです。その暗示を分析して、それがマイナスの暗示であり、そのマイナスの暗示に自分の心が囚われているなら、ダメだダメだ、こんなマイナスの暗示に共鳴していたら自分の心も汚れる、と判断し、マイナスの暗示物から遠ざかりましょう。

対人精神態度

不健康な人や、悲運の人に接するときは要注意です。自分の心もマイナス思考になってしまうからです。マイナスの状況の人と接するときは自分の心を極力プラス思考にする必要があります。

天風先生は「同情して泣くな！　同情して怒るな！　悲しむな！」と言われました。同情して一緒に泣いたり怒ったり、悲しむのは思いやりのはき違いなのだと。同情して泣くのではなく元気づけたり、勇気づけることが本来の同情だと言われました。「たいへんだったね。わかるわかる」と一緒に泣く必要はありません。一緒に怒る必要もありません。自分の言行はあくまで他人を励まし勇気づけるものにしましょう。「つらいだろうが、元気に前を向いて歩こうよ。君ならできるよ、大丈夫だよ」と励ましましょう。

マイナス思考に同調したのでは、相手も自分も一緒にマイナス思考になってしまいます。そうならないために、人を励まし勇気づける言葉、態度で他人には接しましょう。

取り越し苦労厳禁

苦労の八割は取り越し苦労だと言われています。人はまだ来ぬ先のことを、「あなったらどうしよう、こうなったらどうしよう」と先回りをして心配します。そしてその心配はどんどん膨らんでいきます。自分の今の心配は取り越し苦労ではないかと考える必要があります。取り越し苦労はすべて消極的観念から生まれます。心のエネルギーがどんどん消耗されていきます。

なんにつけても先の先まで心配する人は多いものです。ちょっと胸が痛い、咳がでる、痰が出ると、さあ大変だ、風邪かしら、いやいや肺炎かな、うーん肺癌かもしれない、などとどんどん先にいきます。死んだらどうしよう、へそくりはどうしよう、家族は生命保険のことわかるかしら、などなど、尽きることのない不安が先へ先へと膨らんでいきます。

案ずるより産むが易しの諺があるように、無駄な取り越し苦労はしないで成り行きに任せるほうが人生は楽なのではないでしょうか。なったらなった時、命までなくなることは滅多にないのですから。

正義の実行

正義の実行を表した言葉、天風先生の大好きな言葉に、

「自ら省みて疾《やま》しからずんば千万人と雖《いえど》も吾れ行かん」

という言葉があります。まさにこれです。積極観念養成法に正義の実行を謳っているところがすごいですね。天風先生の面目躍如です。

天風先生が敗戦前に行なった講演のことです。平和などという言葉は決して口に

できない時代でした。「お国のために死んでこい」という時代に、「死ぬなよ」などと言えば捕まる世の中でした。

しかし天風先生は、講演会場に憲兵が見張っていても「平和だ。死ぬなよ」と平気で講演されました。当然、憲兵は「弁士中止！」と叫びます。しかしはひるむどころか「黙れ、おまえも日本人だろ、俺の話を聴け！」とばかりに、天風先生は平気で講演を続けました。

天風先生の生き方、講演は常に正義でした。昭和の初めに疱瘡のワクチンが義務化されました。天風はこれに対して敢然と異議を唱えました。ワクチンはするな、危険だと。当然警察に連行されました。裁判にかけられ罰金25円を取られたそうです。それでも懲りずにまた言うものですから、また捕まったそうです。

正義で生きると身体に強い強い力が溢れるのです、全身全てプラス思考で包まれるのです。

正義がなかなか通らない世の中です。正義が茶化される世の中です。

正義で生きていこうとすると「調和が大事だよ」などと周りが言います。周りだけでなく自分の心も言います。調和が大切なのは当たり前です。しかし調和が、自分の心の「隠れ蓑」「いいわけ」に使われていることが多々あります。調和を優先させて正義の実行を後回しにする。

では私たちはいつ正義を実行するのでしょう。

とても重い命題を天風先生は突きつけています。

「本心良心に恥じない心で生きるということが正義の実行に繋がる」と天風先生は言いました。

「自ら省みて疚しからずんば千万人と雖も吾れ行かん」

私たちは、この言葉をよく噛みしめて生きるべきなのです。

おわりに

私は高校二年生の時に天風先生の弟子になりました。

そして医師になり、実際に医療の現場に入り、すぐに天風先生のお考えどおりの医療をしたかというと、残念ながら、長い間そうしてはおりませんでした。効きもしない化学薬品の風邪薬を効くと思って長い間患者さんに投与していました。高血圧も「症」のつく病《やまい》だと信じていましたから「降圧剤」を当たり前のように投与していました。癌も早期発見早期治療があると信じていましたから、得意になって胃カメラをしておりました。天風先生のお話をあれほど聴いていたのに、なぜそんなことをしていたのか？　今考えると不思議ですが、紛れもなく、世間一般の医師と同じ考え方で医療をしていました。大いに反省です。ごめんなさいと謝ります。

しかし1994年頃、母親の肺癌を本人の希望どおり放置し、結果的に苦しまずに長生きさせたのをきっかけに、考え方が大きく変わりました。天風先生の医療観、人間観が私の中にぐんぐんと入って来たのです。ぐんぐんと芽ばえてきたのです。それから色々勉強してみると、なにもかも天風先生の言われるとおりなのです。

風邪を引いたら寝ているだけ、熱は自然治癒力の現れだから熱冷ましの薬は飲ませない、下痢も嘔吐も自然治癒力の現れだ、高血圧も生きようとする生物が獲得した自然治癒力の一つだ、癌もほっとくのが一番等々。医療の先の先まで見通したお考えに改めて感心しました。

「治るものは治る、治らないものは治らない」。この言葉が心の底からわかるようになってきました。

「心が川上で、肉体は川下」ということも、胸にすとーんと落ちました。

そうして私の医療も大きく変わりました。もちろん、薬は極力出しません、癌の早期発見もやめました、予防注射もしません。

そしてこういう考えを本に表し、多くの人に読んで頂いてきました。

講演でもこのことを中心にお話ししています。みなさんとても喜んで下さいます。講演では天風先生の講演を真似て、わかりやすくわかりやすく、そして面白く面白く、そして科学的に、をモットーに話をしています。

どうぞ皆さんもマイナス思考を捨てて、正しい医学知識を身につけ、人間という生物をじっくり見つめ直して、よい人生をお送り下さい。

最後になりましたが、この度、増補改訂版の執筆という機会をいただいたことで、中村天風の教えの核心部分について、その方法論を初めて書くことができました。また、この間起きた新型コロナの問題について、読者の皆さんにお伝えしたかったことも書くことができました。

ここまでお読みいただいてほんとうにありがとうございました。

松本光正

著者略歴　松本光正（まつもとみつまさ）

1943年生まれ。内科医。中村天風研究家。天風会講師。

1969年北海道大学医学部卒業。浦和民主診療所所長、おおみや診療所所長を経て、サン松本クリニック院長。天風会講師、日本笑い学会講師、彩の国いきがい大学講師、シニア大楽講師を務め、各地で講演をおこなっている。

駒場東邦高校在学時に、中村天風の最晩年の弟子になり薫陶を受ける。

高血圧は「症」のつく病ではないから血圧の薬はのんではいけない、コレステロールも薬をのむような「症」のつく病ではない、「癌」は手術するな、抗がん剤は使うな、など、薬に頼らず、安価な医療を心がけ、「笑いはすべての病気の予防、治療になる」をモットーとしている。著書の他、東京新聞、文藝春秋、週刊現代、週刊新潮、女性自身、壮快等でインタビュー記事多数。

著書

『新説 中村天風の歴史』（河出書房新社）
『やっぱり高血圧はほっとくのが一番』（講談社）
『呆けずに長生き』（あっぷる出版社）
『人生を強くする 中村天風の言葉』（あっぷる出版社）
『やってはいけない高血圧治療　ドクター歴48年のベテラン医師が告発する薬漬け医療の闇』（角川書店）
『高血圧はほっとくのが一番』（講談社）
『検診・手術・抗がん剤に頼らない癌の本』（あっぷる出版社）
『人生いきいき 笑いは病を防ぐ特効薬』（芽ばえ社）
『飲み方をかえれば漢方は効く』（本の泉社）
『笑いと健康・君子医者に近寄らず』（本の泉社）
『呆けない人の15の習慣』（本の泉社）
『血圧心配症ですよ！』（本の泉社）
『お金いらずのダイエット』（地涌社）　他

共著

『中村天風を学ぶ』（河出書房新社）
『高血圧を自力で治す本』（マキノ出版）
『健康不安と過剰医療の時代』（長崎出版）
『食品添加物の非科学』（芽ばえ社）　他

増補改訂版　中村天風の教え 君子医者に近寄らず

2023年5月15日　初版第1刷発行

著　　者　松本光正
発 行 者　渡辺弘一郎
発 行 所　株式会社あっぷる出版社
〒101-0065 東京都千代田区西神田2-7-6
TEL 03-6261-1236　FAX 03-6261-1286
http://applepublishing.co.jp/
装　　幀　DESIGNSTUDIO VOW･WOW
組　　版　あっぷる出版社制作室
印　　刷　モリモト印刷

好評／松本光正医師の本

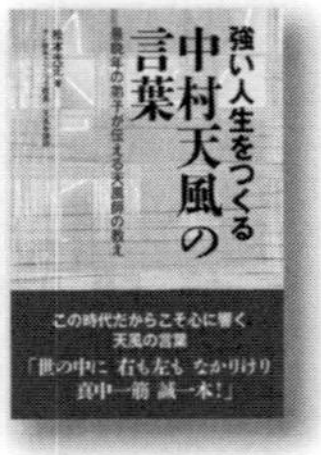

強い人生をつくる 中村天風の言葉
最晩年の弟子が伝える天風師の教え

「世の中に 右も左もなかりけり 真中一筋 誠１本！」。とかく難解な天風哲学を、弟子であり医師でもある中村天風研究家が伝える。

四六判並製／192頁　本体1600円＋税
ISBN978-4-87177-352-2

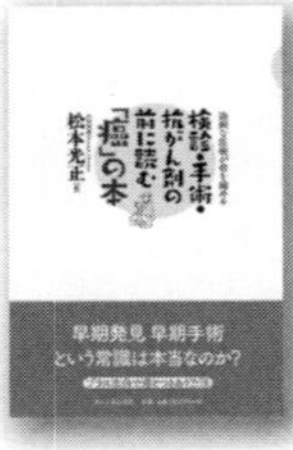

検診・手術・抗がん剤の前に読む「癌」の本
過剰な医療が命を縮める

早期発見早期手術に意味はない。無駄な治療に命とお金を掛ける必要はない。癌に対する考え方を根本から変えてくれる１冊。

四六判並製／176頁　本体1500円＋税
ISBN978-4-87177-334-8

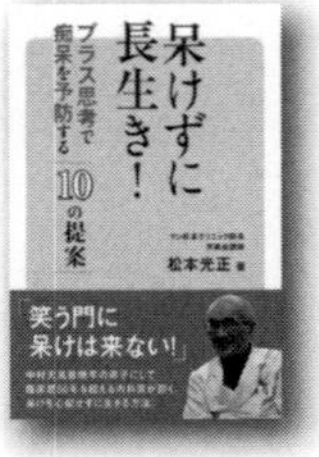

呆けずに長生き！
プラス思考で痴呆を予防する

笑う門にボケはこない！　明るく朗らかに、活き活きと勇ましく。笑って感謝して生きること。これが認知症を防ぐのです。

四六判並製／192頁　本体1500円＋税
ISBN978-4-87177-357-7